成长的陷阱

——儿童意外伤害

骆庆明　主编

辽宁科学技术出版社
·沈阳·

图书在版编目（CIP）数据

成长的陷阱：儿童意外伤害／骆庆明主编. —沈阳：辽宁科学技术出版社，2017.5（2017.8重印）

ISBN 978-7-5591-0085-6

Ⅰ. ①成… Ⅱ. ①骆… Ⅲ. ①小儿疾病—急救 Ⅳ. ①R720.597

中国版本图书馆CIP数据核字（2017）第034522号

出版发行：辽宁科学技术出版社
　　　　　（地址：沈阳市和平区十一纬路25号　邮编：110003）
印　刷　者：辽宁泰阳广告彩色印刷有限公司
经　销　者：各地新华书店
幅面尺寸：145 mm×210 mm
印　　张：5
字　　数：200千字
出版时间：2017年5月第1版
印刷时间：2017年8月第2次印刷
责任编辑：寿亚荷　邓文军
封面设计：翰鼎文化/达达
版式设计：袁　舒
责任校对：尹　昭

书　　号：ISBN 978-7-5591-0085-6
定　　价：28.00元

联系电话：024-23284370
邮购热线：024-23284502
E-mail：syh324115@126.com

编委会

主　编　骆庆明

副主编　易泉英　刘国军　夏贤生

编　委　（按姓氏笔画排序）

马可泽　冯文杰　关江伟　许伟森

芾　江　李　丽　李建伟　何剑威

张应洪　张仕颖　陈毛毛　陈嘉辉

罗　玲　林靖淇　张桂好　周炜茹

周颖聪　莫启能　黄小盼　黄开怀

黄新萍　曾　琨　谢楚杏　谢明玉

前 言
PREFACE

　　童年，本该充满欢声笑语，充满七彩阳光，充满希冀梦想。但是，成长路上却满布陷阱，一不小心将会给孩子留下痛苦，甚至留下一生的遗憾。很多人都会觉得，儿童意外伤害离我们很遥远，几乎不可能发生在自己的孩子身上。实际上，各种意外的风险披着平静的外衣，就躲在孩子的身边，几乎无声无息，几乎无处不在！

　　筷子插颅脑、木棍塞鼻腔、硬币卡喉咙、戒指吞下肚……触目惊心的一幕幕并非电视剧里的特效制作，而是我们亲眼看见的真实事例。当前，我们每个家庭都在努力为孩子的苗壮成长创造良好的环境。然而，当人们把目光聚焦在孩子的生活条件、学习状况、体能发育等方面的时候，却往往容易忽视意外伤害的发生。

　　意外伤害是指突然发生的各种事件对人体所造成的损伤。国际疾病分类（ICD-10）已将其单独列为一类，其中包括交通事故、溺水、窒息、中毒、烧（烫）伤、跌落、动物咬伤、自杀或他杀等。据统计，全世界每年有100多万14岁以下的儿童死于意外伤害，遭到意外伤害而致伤残的儿童就更加不计其数了，而且有些伤害相当严重，足以影响孩子的一生。在发达国家以及我国，儿童意外伤害已成为0～14岁儿童死亡原因的首位，我国0～14岁儿童的意外伤害事故的死亡发生率是美国的2.5倍、韩国的1.5倍，且死亡人数更呈逐年上升的趋势……如此触目惊心的数据，如此惨痛的教训，着实在警示我们：让儿童远离意外伤害，刻不容缓！

　　儿童意外伤害事件频发一方面是由于儿童年纪尚小，思想幼稚，考虑问题简单，行动之前不考虑后果，但更主要的原因是来自于家庭、学校和社会。儿童意外伤害多发生于家长、教师和其他监护人麻痹大意的情况下，一些家长（监护人）可能忙着工作而疏于对孩子的照顾；一些家庭或学校存在居室布局或物品放置使用、管理不合理的现象；一些家长（监护人）可能会告诉孩子意外伤害的严重性，却很少讲解预防知识和解决问题的技巧；还有不少家长（监护人）或教师根本想不到孩子会发生意外伤害事故。儿童意外伤害不仅给孩子带来了巨大的伤害，也给家庭带来了灾难，更给社会带来了沉重的负担。因此，家庭、学校和社会都不能麻痹大意，必须做到防患于未然，尽最大可能防止儿童意外伤害事故的发生。

　　本书的编写旨在提高全社会预防儿童意外伤害的意识，普及预防儿童意外伤害的知识和急救方法，推动儿童意外伤害研究的持续深入开展，推进儿童意外伤害的预防和健康促进工作。

　　本书的编者是东莞市儿童医院长期从事儿童意外伤害防治和研究的儿科、儿童保健方面的专家，他们针对临床工作中常见而又容易被人们忽视的儿童意外伤害问题，比如交通事故、溺水、窒息、中毒、烧（烫）伤、电伤、跌落、动物咬伤等各种意外伤害的发生原因与危险因素、预防及急救方法进行了系统的描述，同时给予正确的指导和建议，以向社会大众更好地普及健康防护知识，让广大儿童远离意外伤害，降低儿童意外风险，呵护儿童健康成长。

　　希望此书的出版，能让儿童意外伤害的发生和死亡得到有效控制，为儿童的健康、家庭的幸福和国家的未来贡献我们的一份力量。本书难免会有不足之处，恳请各方面专家和广大读者不吝批评、指正。

编者
2016 年 12 月

目　录
CONTENTS

绪论
儿童意外伤害概述

一、意外伤害严重威胁儿童健康和生命安全

意外伤害是指突然发生的事件对人体造成的损伤，包括物理、化学、生物和心理等因素，它分为非致命伤害和意外死亡。

在人类社会发展的漫长历程中，人类的健康和生命安全面临着各种各样危险因素的威胁。各年龄段的人随时都有可能遭受意外伤害，而儿童群体则最常见，而且容易导致伤残甚至死亡。随着社会的发展以及物质文化生活水平的不断提高，人们对自身安全、健康质量的需求也愈来愈高，以往导致儿童死亡的儿童营养不良性疾病和感染性疾病已经逐年下降。但是，汽车的扩容、家用电器的普及、高层住宅的增多、家庭宠物的流行等，使车祸、触电、高空跌落、宠物咬伤等意外伤害逐年增加。因此，儿童受到各种健康危害因素和可能导致突发公共卫生事件的因素有增无减，其中有自然和社会等因素，也有不科学生活行为等问题。

据世界卫生组织和联合国儿童基金会 2008 年联合出版的《世界预防儿童伤害报告》显示：全世界每天有 2000 多个家庭因非故意伤害或"意外事故"而失去孩子，使这些家庭变得支离破碎，而这些伤害原本是可以预防的。目前世界大部分国家开展了有关儿童意外伤害方面的研究，虽然许多发达国家都想尽办法采取措施控制儿童意外伤害，但死亡人数仍占儿童总死亡人数的 40% 左右。世界卫生组织（WHO）西太平洋的地区统计报告显示，本地区大约 90% 的儿童意外伤害发生在低收入国家（LICs）和中等收入国家（MICs），全世界 1/3 的儿童溺死发生在这些地区，其中 90% 发生在中国，溺水是中国 1 ~ 14 岁儿童的首位死因。我国从参加 1989 年在瑞典举行的第一届国际儿童意外伤害学术会议后开展了儿童意外伤害研究。根据强生公司联合其他单位共同开展的有关儿童意外伤

害事故的最新调查数据资料表明：在发达国家以及中国，儿童意外伤害已成为 0 ~ 14 岁儿童死亡原因的首位，而且数据资料显示了中国 0 ~ 14 岁儿童的意外伤害事故的死亡发生率是美国的 2.5 倍，是韩国的 1.5 倍。早在 20 世纪 70 年代末期，欧洲的一些发达国家中，儿童意外伤害死亡已成为儿童死亡事故最多的一种类型；在 90 年代初期，在一些发展中国家，如尼日利亚、墨西哥等，在意外伤害事故所导致的死亡中，年龄段位于不满 1 岁的儿童死亡率排在第三位，而年龄段在 1 ~ 14 岁的儿童死亡率则排第一位；同时，我国 5 岁以下的儿童由于意外伤害事故原因而死亡的排名第一位。国内各个地区报告数据显示，儿童意外伤害事故导致的死亡数占中小学生总死亡数额的 44.32% ~ 60.53%。因儿童意外伤害的快速增长，也成为儿童期住院的主要原因之一。

我国在 2000 年的研究表明，我国每年中小学生发生意外伤害的人数约为 4250 万人，其中门诊、急诊就诊 1360 万人，估计每年有 120 万儿童因意外伤害而导致部分肢体功能障碍，40 万儿童因伤致残。每年医疗费达 32.6 亿元，造成的社会代价估计为 108.6 亿 ~ 453.3 亿元，近年来，这些数据还有增长的趋势。儿童意外伤害事故的严重性主要体现在它的常见性、多发性等，车祸事故、跌落、烧伤等各种伤害而造成的终身残疾等都会不同程度地影响儿童的健康成长，给他们带来一定的身体或心理上的创伤。研究表明，伤残儿童在能力发展、人际交流等方面存在缺陷，在心理上常表现出自卑、孤独、自我封闭等不良倾向。儿童及其家庭蒙受的心理创伤是难以计量的，因此，儿童意外伤害给家庭带来沉重的精神负担，给社会带来巨大的经济损失。

二、儿童意外伤害的分类及特点

意外伤害通常可以理解为由一些不经常的原因，其中包括物理、化学、生物和心理等各个因素所引起的不能提前预知的身体上或者精神上的一定程度的伤害，并且这种伤害会带来不同程度的伤、残、亡等现象的发生。孩子们生性好动，对外界充满了好奇，但是对于外界存在的危险还没有足够的认知，这就会让一些儿童由于自身行动不当而发生意外，这也是意外伤害发生的主要原因之一。

我国对儿童意外伤害的分类尚未制订统一标准，按国际疾病分类标准编码将意外伤害分为：交通事故、各种中毒、溺水、意外窒息、意外跌落、坠落伤、碰撞伤、切割伤、烧伤烫伤、运动伤、动物昆虫咬伤、医源性伤害、家庭暴力等。

（一）儿童意外伤害分类

1.按照受伤程度划分

● 轻伤：一般的撕裂伤，不影响生命，一般在门诊处理，无须住院治疗。例如：纸张、植物刺伤、割伤，皮外伤等。

● 中等伤：包括四肢长骨骨折，广泛软组织损伤等，需住院治疗。例如：孩子在玩耍时，动作不当，不小心导致了四肢长骨骨折。

● 重伤：包括严重休克、内脏器官损伤和脑损伤

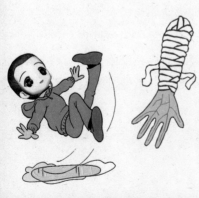

孩子玩耍时受伤

等，有生命危险，必须接受紧急治疗。例如：溺水导致的休克、车祸导致的脑损伤等。

2. 按照外界环境类型划分

● 城市以车祸为主，农村以溺水为主。

● 南方以溺水、窒息、车祸居多，北方则以窒息、中毒、车祸居多。

3. 按照意外发生方式划分

● 交通意外：车祸已成为意外伤害死亡中的首位原因，事故发生率上升极快。5～9岁儿童易发生步行交通事故，事故后果多见头外伤、骨折、内脏出血、休克和死亡。

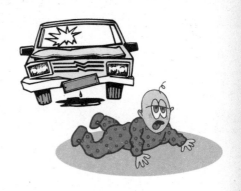

交通意外伤害

● 意外窒息：吸入异物是主要原因，5岁以下儿童为高危人群。异物种类繁多，如花生米、葵花子、果冻、玩具零件、纽扣甚至铁钉、硬币等。此外，也有因被子盖住婴儿面部、母亲因极度疲劳喂奶时乳房堵住婴儿口鼻而导致窒息死亡的。近年来，小儿气管异物发生率呈上升趋势，原因与小儿零食增多有关。

● 意外跌落：随着高层楼房逐年增多，阳台、门窗和楼梯缺乏针对儿童的保护装置，儿童坠落事故的发生趋增。小宝宝好奇心强，喜欢爬高，有的家长外出将孩子反锁家中，孩子爬阳台或从窗口翻出造成坠落。

● 烧伤、烫伤：火焰和热物的烧伤、烫伤，化学、电、放射烧伤、烫伤时有发生。因此插座应符合规格，让儿童的手指伸不进去。烧伤、烫伤也可因炉火、沸水、热油、蒸汽或点花炮等造成。

● 溺水意外：溺水发生的容器、地点五花八门，脸盆、水缸、浴池、游泳池、江河等都可引起。在水缸、浴池溺死的多为 0 ~ 4 岁儿童，在水渠、池塘或水库中溺水的多为 5 ~ 9 岁儿童，因游泳溺水的多为 10 ~ 14 岁儿童。

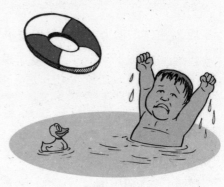

溺水意外

● 意外中毒：误服药物以 0 ~ 4 岁儿童为主。毒物有氟乙酰胺类剧毒鼠药、有机磷农药等，此外还有汽油、油漆等。还有的儿童中毒是出于学习导致心理压力过重而有意服毒。

此外，还有包括暴力伤害的其他意外。调查资料显示，儿童意外伤害发生率以 4 岁以下最高，男童多于女童，男童多为主动性意外，女童多为被动性意外。

（二）儿童意外伤害的特点

● 儿童意外死亡前七位死因依次为溺水、窒息、车祸、机械窒息、中毒、外伤、烧伤。

● 男童意外伤害发生比例高于女童，可能与男童好动及好奇心强有关。跌 / 坠落伤均居男女儿童意外伤害的首位，其他为烧烫伤、误食异物、道路交通伤。

● 不同年龄组间意外伤害发生构成比有差异。其中以 0 ~ 3 岁为意外伤害高发年龄，与国际报道符合。婴幼儿期是发生意外窒息的危险年龄，婴幼儿喜欢咀嚼且处于口、手敏感期，喜欢将物品置入口中尝试，当欢笑或哭闹时容易发生误吸。0～3岁儿童发生烧伤、烫伤、误食比例明显高于其他年龄段，此阶段儿童缺乏自我保护能力和自我控制能力，且对危险状况的判断及应变能力较差，空间、距离感尚未成熟。在学龄前儿童，跌/坠落、骑车、溜冰等与体育活动有关的创伤及机动车交通事故逐渐增多。

● 夏季为儿童意外伤害的高发季节，意外伤害导致死亡的时间以5—8月为主，其中8月死亡率最高，可能与儿童外出活动时间增多，增加了伤害的发生有关。

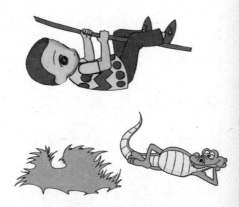

● 家中是意外伤害高发地，因其是儿童主要活动场地，跌伤与儿童所在家庭的子女数相关，在多子女家庭

夏季为儿童意外高发的季节

发生率高，发生在学校的比例也较高。

● 城市儿童发生意外伤害以外伤为主，儿童交通意外发生率城市高于农村；农村儿童意外伤害以溺水、车祸、窒息为主。

● 外地户籍儿童发生交通伤害较本地户籍儿童高，推测与外地户籍家庭经济收入相对较低、父母受教育程度不高、不太熟悉或不太遵守交通规则有关；而城市道路建设时大部分自行车道没有被保留也可能是导致非机动车占领机动车道造成交通意外的因素之一。

● 父母受教育程度对儿童意外伤害的发生影响较大，父母文化程度越低，儿童意外伤害发生率越高。意外伤害的发生不仅与小儿自身发育因素有关，而且与社会经济的发展、家长育儿知识及社会管理密切相关。

● 在 6 ~ 14 岁儿童中，虐待事件及校园伤害事件较前增加。

● 烧伤与父母职业及儿童看护人相关，在非专职主妇或其他人员看护的儿童时发生率相对较高。

三、儿童意外伤害的原因

1. 儿童监护人防范意外的意识薄弱

儿童意外伤害多发生于家长和其他监护人麻痹大意的情况下，

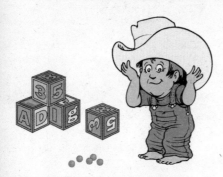

宝宝自行玩耍时要防范意外

不少家长或监护人缺乏防止儿童意外伤害发生的意识，根本想不到孩子会发生意外伤害事故。在不经意间，家长也有可能成为儿童意外伤害的"杀手"，包括家长给儿童提供的物品，以及家长的一些不规范行为，对于家长提供的物品和来自家长的行为宝宝一般都会无条件接受，这种情况下造成伤害的可能性更大。除此之外，在没有家长监督或者无人照看的情况下，宝宝会做出平时不敢做的危险举动或者在发生危险时无法自己逃生。例如：一位年轻的妈妈小王，将自己仅 2 周岁的女儿哄睡之后出门办事，虽然只有短短的 20 分钟，女儿从睡梦中醒来，急着找妈妈，顺着窗台边的小凳子爬上窗台，差点从窗台上掉下去，幸亏妈妈回家及时才避免悲剧发生。

在我们整理的案例中有很多伤害是儿童独处时发生的，因此家长在条件允许的情况下尽量不要让儿童独处。另外，家长对孩子的健康和安全负有最大的责任，家长履行这种责任的方式之一就是及时制止孩子的危险行为，防止发生实际的伤害。家里的老化电线、汽油瓶、电源插座、烈性犬、凳椅等方方面面的安全隐患也都是家长经常疏忽的。

2. 安全知识普及不足，多数儿童缺乏安全意识

中国现行的教育体制使家长更重视儿童的"知识教育"。学校对于近年来频繁发生的儿童意外伤害事件没有给予足够的重视，部分家长简单地认为儿童学习好是最重要的，而忽视了其他方面知识（包括安全与意外防范知识）的学习。这种教育

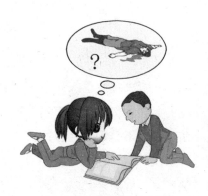

应加强对意外防范的宣传

方式直接的结果是：儿童缺乏安全意识与意外防范知识，使他们对生活中可能出现的危险无防范意识。另一方面，学校的必要安全设施不足，对于可能发生的危险没有给予重视。

3. 养育方式对儿童的影响

现在的儿童不少是独生子女，家长对他们"全方位保护"的养育方式，使这些儿童本该自己完成的活动由家长全部代劳。这样就剥夺了儿童通过实践来提高自我保护能力的机会，其结果是儿童对危险缺乏防范能力，

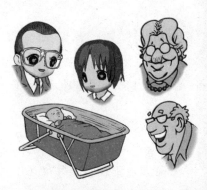

应提高儿童对危险的防范能力

发生了许多不该发生的事故。

4. 儿童身体功能的影响

儿童正处于身体功能不断完善的阶段。他们体能发育不全、运动功能较差、体质较弱、反应较慢。这些在身体功能上的缺陷都使儿童在生活中较易出现骨折、车祸、溺水、坠落等意外伤害。

5. 贫困因素的影响

贫困儿童火灾、溺水死亡率是非贫困儿童的 2 ~ 3 倍。贫困还因环境的影响增加儿童伤害的发生率，如较差的住房条件，由于居室结构和布局不合理、住房拥挤、室内外通风换气不良、装修质量差或年久失修等，容易导致屋顶、墙面坠落砸伤等意外伤害；水、电、煤气管道线路老化破损，容易导致意外触电、火灾、煤气中毒等灾难发生；家中灭鼠杀虫剂、灭菌消毒剂及热水瓶等存放不当、管理不严，容易导致小儿中毒、烫伤；家长外出工作，儿童无人照看，易从床上、楼梯上及窗台上坠落等。

四、儿童意外伤害的预防

（一）针对不同年龄段儿童意外伤害的预防措施

1. 婴儿意外伤害的预防措施

婴儿年小体弱，活动能力弱，防御能力差，需特别保护，以防意外伤害。

●防寒冷损伤：冬季寒冷，刚出生的新生儿尤其是早产儿要注意保暖。否则新生儿体温降到 35℃以下，出现皮肤暗红或伴黄疸，四肢或全身冰冷，皮肤变硬似硬橡皮样，以小腿、大腿、臀部和面颊较多见；重者胸腹硬肿，呼吸困难，酸中毒，肺出血。其预防措施是小儿居室应注意保暖，在出院前应事先提高室温，准备好干热绒毯，加强新生儿护理等。

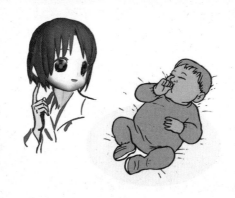

防寒冷损伤

●防窒息：婴儿最好单睡一张小床，小床上不要放衣物、玩具、绳子等，以免套住婴儿的颈部或堵住宝宝的口鼻；更不要用不透气的东西盖住婴儿的头部。若婴儿与大人同床，最好分被子睡；若与大人同床、同被子睡眠更应小心，不要让被子捂住婴儿口鼻而窒息。

●防烫伤：喂牛奶时，先将牛奶滴在手背上试试温度；用热水袋保暖时，水温在50℃左右，拧紧塞子以防漏水，用毛巾包好放在垫被下面，距婴儿皮肤10厘米左右；洗澡时，先试一下水温，不要将婴儿放在热水管下冲洗。

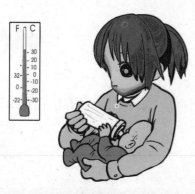

防烫伤

●防溺水：给婴儿洗澡，一定要专心，即使有电话或其他事也应待洗好后再去做，在非去不可时，要用毛巾包好婴儿并放在安全可靠处，千万不能将婴儿留在盆里。

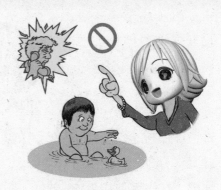

防溺水

● 防煤气中毒：冬天生火炉取暖，要注意室内空气流通，安装烟囱，防煤气中毒。

● 防动物咬伤：养猫、狗等宠物的家庭，应将宠物转移到别处，同时关紧门窗，防止动物钻进室内伤害婴儿。有老鼠的居室要积极灭鼠，同时在婴儿吃奶后，用湿毛巾轻擦口鼻，以免被老鼠咬伤。

● 防跌伤：不能把儿童单独放在没有栏杆的小床上，或放在桌上、椅子等高处，避免高处坠落跌伤。如果有事离开，一定要把儿童安顿好，确保安全可靠才能短时离开。

● 防误吸：喂奶或吃饭后不要马上让婴儿仰卧，以免呕吐时误吸。

2.1～4岁儿童意外伤害的预防措施

1～4岁儿童刚学会走路，但又走不稳，对什么事都好奇，喜欢把物品放进口里，因此应注意：

● 预防烫、烧伤：不要让儿童有机会接触到火炉、炉灶、开水等。

● 预防跌落：楼房的窗户一定要插紧，不让儿童有机会靠近窗户。

● 预防溺水：要尽量保证儿童不在河塘边玩耍，游泳时一定要有成人看护，绝对不能到非游泳区或野外河塘中游泳。

● 预防误服药品：家中的药品要放在儿童不易拿到的地方。

● 预防触电：家中电源一定要安放在儿童接触不到的地方。

● 预防气管异物：不要给婴幼儿吃豆子、花生之类的食物，以防误入气管，造成窒息。

3. 中小学生意外伤害的预防措施

对于中小学生，已经具有独立的思维能力，喜欢自作主张做事情，喜爱冒险。应注意以下几个方面：

● 加强儿童意外伤害严重性、预防儿童意外伤害的重要性等相关知识的宣传和普及教育，各种社会宣传媒介可加大宣传力度，举办多种大型群众性主题宣传活动。

● 加强儿童看护和自我保护的教育，家长的疏忽大

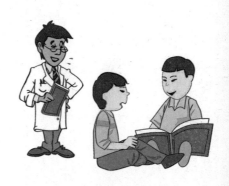

加强宣传教育

意、缺乏健康安全教育、急救系统不健全、照顾儿童不周、居室布局或物品摆放不合理、交通量剧增与交通管理脱节等都可能导致儿童受伤或死亡。要做好预防工作，首先应加强防范意识，特别是要提高成年人的警觉性和责任心。对于小学生，特别是低年级学生应利用丰富多彩的形式进行各种安全教育；对中学生则可以采取较为系统的安全健康教育。

● 注重提高家长日常生活中的安全意识，特别是预防方法的指导，以促进行为的改变，是预防儿童意外伤害的一个重要措施。从家长对中小学生意外伤害认知状况来看，尚有不少家长对儿童少年发生的意外伤害不以为然，认为不会发生在自己孩子身上。可见，对家长的伤害预防教育是十分有必要的。因此在制订中小学生意外

伤害的预防干预措施时，除了教育、卫生、宣传和交通管理等部门以外，还应充分发挥家长的作用，特别是常见的家庭内意外伤害的预防，家长更是起主要作用。

●重视家中、社区、学校和幼儿园的安全，这些场所是儿童意外伤害发生的主要地点。首先要树立安全第一的意识。家中和幼儿园是儿童活动最重要的场所，儿童的意外多是在成人疏忽时发生的，因此家长和教师要时刻把安全放在第一位。其次是营造安全的环境。在幼儿活动的主要场所创造一个无危险因素的环境是减少和避免儿童意外伤害的重要措施。

●此外，还应对儿童进行安全教育和安全训练。家长和教师在儿童成长的不同阶段应对儿童进行不同内容的安全教育和安全训练，提高儿童的自我保护能力。幼儿期要注意安全行为教育，不乱吃东西、不爬高、不到水边玩、不动刀和电器插座、不玩火等。学龄初期要树立安全意识，让他们知道什么是安全的、什么是不安全的以及不安全的后果如何。学龄后期，训练他们怎样去预防意外事故，不去无安全标识的地方。加强安全管理，打火机、热水瓶、刀具等要放在儿童拿不到的地方；电源开关尤其是插座等，不要让儿童触摸；不要让儿童单独到水边玩耍，儿童过马路以及睡觉的时候，要注意看管等。

（二）做好以下措施

广大儿童工作者、医务工作者很有必要向儿童监护人大力宣传做好如下措施。

1. 儿童监护人应首先树立"安全第一"的意识

儿童监护人应加强儿童安全方面的知识学习，为儿童创造良好的生活与学习安全环境。同时也为向儿童传输安全与意外防范知识打下了基础、创造了条件。托幼机构的工作人员以及学校的教师必须对意外损伤的发生有预见性，应具备预防意外损伤的常识，及时发现和排除可能导致意外损伤的危险因素。家长也要加强这方面的预见性和警惕性，并了解在家庭内意外损伤的预防和处理，使儿童在家庭内外均有一个良好的保护环境，提供安全娱乐活动的条件，才能做到防患于未然。

2. 加强儿童安全教育、提高儿童自我保护能力

儿童监护人在关注儿童、保护儿童的同时，也应对儿童进行生活经验、社会经验、自然环境方面的知识教育，同时努力培养儿童的处世能力、自立能力、独自应付环境和适应环境的能力，启发和诱导他们什么是安全、什么是不安全以及不安全的后果。这样儿童就能在身心发育的同时，具备足够的安全知识与自我保护能力。

3. 加强儿童体能锻炼、提高儿童身体素质

家庭、学校、幼儿园应向儿童提供足够的身体锻炼的时间与空间，提高儿童的身体素质，有效地防止一些由于运动如钻爬攀登、奔跑跳跃所造成的儿童意外伤害。

4. 培养儿童良好的生活习惯

儿童良好的生活习惯，如走路靠右行、吃饭不说话、鞋带要系紧等习惯的形成均能使儿童避免不必要的意外伤害。

（三）通过立法，保障广大儿童的健康安全

建议我国制订具体内容明确的儿童意外伤害单行法律或法律条文，这包括：制订与儿童相关产品明确的成分、外观、包装、防误

操作、说明警示标志等标准，如儿童直接使用玩具、安全座椅、电梯、自动扶梯等具体明确的使用标准以及儿童一般不直接使用但存在危险的设施、物品，如洗衣机、电视机等家用电器、硫酸、汽油、烧碱等危险物质；建立安全的儿童户外活动的环境，其中包括居民居住区、社区及街道、学校、大型广场以及公园、游乐场所等安全方面的相关法律、法规、规章条例等；制订监护儿童应当采取的正确措施，如避免学龄前儿童独处，购买白酒时出示身份证件，低龄儿童游泳必须有大人陪同等。此外，还应对产品生产者、经营者、管理维护者提出比一般标准更高的要求以及处罚措施，以便从根源上加大对儿童安全的保护力度。

总之，儿童意外伤害的防范要靠全社会，特别是儿童工作者、医务工作者、家长、老师的共同努力。只要我们大家都意识到儿童伤害的严重性，增强儿童安全知识与意外防范知识的学习与宣传，儿童意外伤害这个具有社会性、医学性、教育性的问题一定能得到有效的控制，儿童意外伤害的发生率就可以降到最低。

五、意外伤害的几种常见应急处理

● 烫伤后的应急处理：离开热源，尽快脱掉衣服，立即用干净的冷水冲洗或浸泡烫伤处以降温，不要在伤口上随意涂抹东西。

● 扎伤的应急处理：不要拔出扎入人体内的异物，应及时送医院处理。

● 动物咬伤的应急处

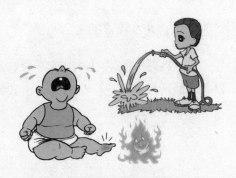

烫伤后立即用冷水冲洗

理：清水冲洗创面，将被污染的血挤出体外，去医院注射狂犬疫苗。

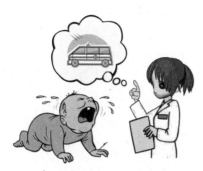

扎伤后要及时就医

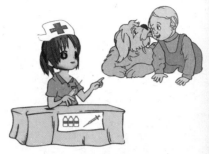

动物咬伤后要注射狂犬疫苗

● 气管异物的应急处理：

拍背法——让小儿趴在救护者膝盖上，头朝下，托其胸，拍其背部，使小儿咯出异物；

催吐法——用手指伸进口腔，刺激舌根催吐，适用于较靠近喉部的气管异物；

迫挤胃部法——救护者

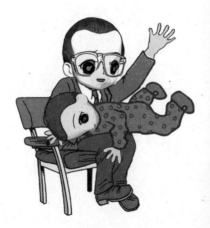

气管异物应急处理

抱住患儿腰部，用双手食指、中指、无名指顶压其上腹部，用力向后上方挤压，压后放松，重复而有节奏地进行，以形成冲击气流，把异物冲出；鼓励孩子咳嗽。上述方法未奏效时，应分秒必争尽快送医院耳鼻喉科，如出现呼吸停止，立即给予口对口人工呼吸。

● 煤气中毒的应急处理：切断气源，开窗通风，将孩子抬到通风良好的地方，保持侧卧位，注意保暖。

● 溺水的应急处理：清理气道，观察溺水儿童是否有呼吸，若呼吸心跳停止，及时进行心肺复苏。

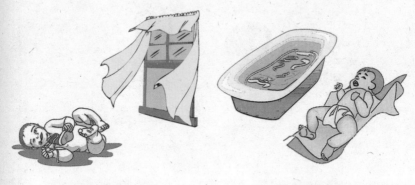

煤气中毒应急处理　　　　　　溺水时应急处理

● 高空坠落时的应急处理：快速取出孩子身上的硬物和各种用具，解开衣领扣，将其身体平移到担架或硬板上，平稳快速送往医院，切勿抱起孩子或抬起身体的一侧。

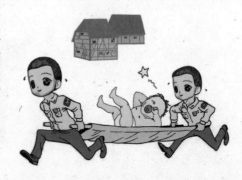

高空坠落时的应急处理

● 外伤出血时的常规处理：血液由伤口慢慢渗出，只需家庭消毒简易包扎即可；如果是出血凶猛不止，需在送医院之前进行前期紧急止血：首先是伤口高于心脏平面，然后用干净布（最好是消毒敷料）覆盖于创口上，用手施加适当压力以利于止血，可加用止血带结扎止血（时间不宜过长，每10分钟松1次），并尽快送医院。

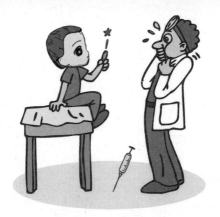

外伤出血时的常规处理

世界卫生组织指出，每一个儿童均享有在一个安全的环境中成长、不受伤害和免遭暴力的权利。可以说，预防儿童意外伤害既是我们的需要也是我们的义务。孩子是我们的未来，意外伤害是孩子成长的陷阱，如果家庭、学校、政府部门、产品生产者和整个社会都关注儿童意外伤害问题，并做出相应的改变和行动，那么儿童意外伤害事件将会大幅度减少，我们的孩子将会更加健康快乐地成长。

第一篇
远离水、火、电

烧烫伤别慌，学着这样做

烧伤和烫伤是生活中比较常见的意外伤害，它们随时都可能发生在我们身边，尤其是儿童常见，轻者给患儿带来痛苦，重者不仅能留下后遗症，带来终生伤害，还可能会危及患儿生命。因此，了解烧伤、烫伤的相关知识非常重要。

【案例】

● 2015 年某天，一名 3 岁儿童的父母准备给他洗澡，正当洗澡盆放到一半开水时，孩子自己坐进了洗澡盆，瞬间大哭，当其父母发现立即抱起小孩时，为时已晚，孩子臀部及背部已经出现大面积烫伤，皮肤剥脱，家长立即送其到医院救治。

● 2016 年某天，一名 2 岁儿童在家玩耍，父母在茶桌上烧了一壶开水。父母一不留神，小孩就把那壶开水"拉"到了地上，开水直接烫伤小孩全身多处皮肤，父母立即把小孩送到医院救治，幸未造成重大伤害。

【原因】

儿童天真活泼，好奇心强，敢动敢玩，但自控能力和应变能力较差，不能分辨危险事物，所以烧伤及烫伤的发生率要高于成人好几倍。

● 生活中，孩子不小心碰到热水瓶、热水杯，很容易被水烫伤。

● 洗澡前，如果父母不注意放水顺序，比如先倒热水，再取冷水，那么就容易出现孩子自己坐入盆中或打翻热水盆的情况，极易发生烫伤。

● 烧好的滚烫的菜汤放在桌上，小孩子自己用手去拿，导致菜汤翻下倒出也是烫伤的常见原因。

● 电熨斗用完后，未及时放到安全处，孩子觉得好玩，用手去碰，结果造成手部的烫伤。

【急救处理措施】

烫伤发生后，现场急救非常重要，关键的是要抢时间，这关系到烫伤的预后。

● 迅速避开热源，这是护理烫伤的第一步。

● 采取"冷散热"的措施，在水龙头下用冷水持续冲洗烫伤部位，这样可以使伤处迅速、彻底地散热，使皮肤血管收缩，减少渗出与水肿，缓解疼痛，减少水泡形成，防止创

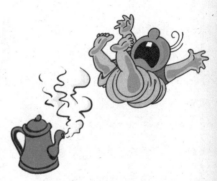

烫伤后避开热源

面形成瘢痕。这是烧烫伤后最佳的，也是最简单易行的处理方案。

● 将覆盖在伤处的衣裤剪开，以避免余热使皮肤的烫伤加重。

● 创面不要用红药水、紫药水等有色药液，以免影响医生对烫伤深度的判断，也不要用碱面、酱、酒、牙膏等乱涂敷，以免造成感染。

● 冲洗之后在伤面上涂抹烫伤膏，一般不需要包扎。

● 紧急处理后立即带儿童到医院诊治，尤其是烫伤发生在脸、手、腿、生殖器等部位。送医院途中，可以给患儿喝一些淡糖盐水，以补充体液，防止发生脱水。

触电！危险！

电击伤是指人体与电源直接接触后电流进入人体，造成人体组织损伤和功能障碍，由于家庭或单位线路发生问题而造成的电击伤呈现上升的趋势。还有意外事故中电线折断掉落触碰到人体以及雷雨时在大树下躲雨或用铁柄雨伞而被闪电击中，都可引起电击伤。虽然儿童电击伤在生活中较少见，但一旦发生，则危害严重，甚至当场毙命。若儿童家长处理得当，就可挽救一个生命，因此了解电击伤的相关知识非常重要。

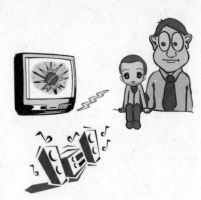

预防电击伤

【案例】

● 2016 年某天，一名 3 岁儿童在家玩耍，在父母一不留神之际，小孩把手上的金属物品插入插座内，小孩大叫一声，当场晕倒在地，父母发现孩子手指都变黑了，立即将孩子送往医院就诊。

● 一名 3 岁男孩，模仿能力很强，也喜欢摆弄家中的电器。2016 年某天，爷爷正在修电扇，当时男孩坐在一旁看着，当爷爷去接电话时，好奇的孩子也学着爷爷的样子，插上电源，将两根电线接起来，瞬间就发生了电线短路，孩子的双手被电击伤。看到孩子双手的食指变黑了，爷爷赶紧送其到医院诊治。

【原因】

儿童天真好动，缺乏自我保护意识，不能分辨危险事物，容易发生电击伤。如今，家用电器多了，孩子调皮喜欢玩电线插座，或将镊子等金属器具插入电插座双孔内，因为短路，身体被强电流弹出。另外，随着手机的普及，不少孩子喜欢玩充电器，这些都是发生触电事故的隐患。

【危害】

临床上除表现在电击部位的局部损伤，还可引起全身性损伤，主要是心血管和中枢神经系统的损伤，严重的可导致心跳呼吸停止。

【预防】

● 平时加强教育，加强监管。比如打火机、电热器、充电手机等要放在儿童拿不到的地方，电源开关尤其是插座不要让儿童触摸。

● 家电的电源线不要乱接、乱拉。

● 家长选择电动玩具时需谨慎，特别要注意电动玩具设计的安全性。

● 家长和小孩应避免过于接近配电箱和高压电。

● 雷电天气时，不能在大树下躲雨，不用铁柄雨伞挡雨。

【应急措施】

● 脱离电源：一是切断总电源，前提是电源开关在现场附近。二是迅速设法使触电者脱离电器、电线。施救人员可利用现场附近的任何绝缘物，如干燥的扁担、竹竿、木棍、安全帽等塑料物品、橡胶制品等去挑开或分离电器、电线。切不可用手拉，防止施救人员触电。

● 呼叫 120 急救中心。第一时间告之现场具体位置、附近醒目建筑物或标志以及触电者大致的伤情，便于 120 急救中心以最快速度到达现场。

● 迅速将触电者移至通风处。如果出现心脏骤停，第一时间进行心肺复苏，为医护人员赢得抢救的时间。

溺水营救，把握黄金 4 分钟

游泳能给儿童带来欢乐和享受，但也潜伏着危机，儿童游泳前多一分准备和清醒，就多一分安全和欢乐，更可避免溺水带来的后悔、遗憾和悲痛。溺水是游泳或掉入水坑、水井等常见的意外事故，一般发生溺水的地点有：游泳池、水库、水坑、池塘、河流、溪边、海边等场所。夏天是溺水事故的多发季节，每年夏天都有儿童游泳溺水身亡事故发生。

有关调查显示，目前全国每年有 1.6 万名中小学生非正常死亡，平均每天约有 40 多名学生死于溺水、交通意外或食物中毒等事故，其中溺水和交通意外仍居意外死亡的前两位。值得注意的是，居家水容器中少量的水，对于婴儿来说都是不可忽视的危险之地，一个盛有水的小桶，就是一件十分危险的夺命凶器！据研究显示，13%的 1~4 岁幼儿溺水发生于居家水容器，超过湖泊与河流溺水之和。

【案例】

● 2016 年端午假期，广东多地发生溺水事故，至少 8 人溺水遇难。

● 2017 年 1 月 17 日，东莞一名不到 2 岁的儿童在家里玩耍时，一头栽进桶中，其实水只有约 10 厘米深，但刚好淹没了小孩的口鼻。大约过了 20 分钟才被家人发现，小孩当时已经意识丧失，全身冰凉，没有呼吸。家长立即把孩子送到医院抢救，经抢救 10 余天不幸离世。

一、溺水事故的常见原因

● 不小心从池边、岸边或薄冰等处落入水中。

● 在水中突然滑倒后站立不起来或嬉水时，被人按压而不能自控。

● 准备活动做得不够充分，下水后马上进行剧烈运动；有时过于逞强，不自量力或游泳时间过长而造成疲劳过度。

● 突然呛水，不会调整呼吸；戴在身上的浮具脱离或破裂漏气沉入水中。

● 游泳技术没掌握好，在水中遇到碰撞等意外造成惊慌失措、动作慌乱。

● 在水温过低的水域里游泳而产生抽筋现象。

● 入水方法不当，撞到墙壁或石头等硬性物体而受伤所造成的意外事故。

● 冒险潜水，因憋气时间过长，造成缺氧。

● 被溺水者紧抱不放的其他游泳者。

● 游泳场所的设施不当或在急流、有漩涡、有大风浪的海或湖等水域里游泳。

● 婴幼儿呼吸系统尚未发育完全，活动能力弱。

● 居家水容器存水不当，家长疏于看护。

二、防溺水的注意事项

● 严禁到江河、池塘、无盖的水井边等处戏水、游泳。

● 下水后不要逞能，不要贸然跳水和潜水，更不要互相打闹，不要在急流和漩涡处游泳。

● 在游泳中如果突然觉得身体不舒服，如眩晕、恶心、心慌、气短等，要立即上岸休息或呼救。

● 如果发现有人不慎掉进水库、池塘、水井里等，未成年人不能贸然下水营救，应大声呼唤成年人前来相助或拨打"110"。

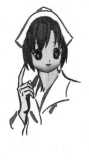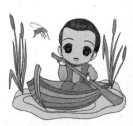

防溺水

● 监护人加强安全防范意识，尽力消除家中及附近的人工水域或水容器带来的安全隐患，如水桶、脸盆等容器不要存水，泳池或花池周围要加围栏。

三、游泳小常识

● 儿童必须在家长（监护人）的带领下去游泳。单身一人去游泳最容易出问题，如果同伴不是家长（成年人），在出现险情时，很难保证能够得到妥善的救助。

● 身体不适时不要去游泳。患中耳炎、皮肤病、癫痫、结膜炎、感冒、发热、精神疲倦、身体无力时都不要去游泳，因为在上述情况时参加游泳运动，不但容易加重病情，而且还容易发生抽筋、意外昏迷，甚至危及生命。传染病患者易把病传染给别人。另外，女同学在月经期间不宜游泳。

● 要在有救生员及安全措施合格的场所游泳。被污染的（水质不好）河流、水库，有急流处，两条河流的交汇处以及落差大的河流湖泊，均不宜游泳。一般来说，凡是水况不明的江河湖泊都不宜游泳。

● 参加剧烈运动后，不能立即跳进水中游泳，尤其是在满身大汗、浑身发热的情况下，不能立即下水，否则易引起抽筋、感冒等。

● 恶劣天气如雷雨、刮风、天气突变等情况下，不宜在户外游泳。

● 在不熟悉的环境下严禁跳水。

● 在海中游泳，要沿着海岸线平行方向而游，游泳技术不精或体力不充沛者，不要涉水至深处。在海岸做一标记，留意自己是否被冲出太远，及时调整方向，确保安全。

四、落水救助

（一）不会游泳者的自救

● 落水后不要心慌意乱，一定要保持头脑清醒。

● 冷静地采取头顶向后，口向上方，将口鼻露出水面，此时就能进行呼吸。

● 呼气要浅，吸气宜深，尽可能使身体浮于水面，以等待他人救援。

● 千万不能将手上举或拼命挣扎，因为这样反而容易使人下沉。

（二）会游泳者的自救

1. 水中抽筋自救法

抽筋的主要部位是小腿和大腿，有时手指、脚趾及胃部等部位也会抽筋。

● 游泳时发生抽筋，一定要保持镇静，停止游动，先吸一口气，仰面浮于水面，并根据不同部位采取不同方法进行自救。

● 若因水温过低而产生小腿抽筋，则可使身体成仰卧姿势。用手握住抽筋腿的脚趾，用力向上拉，使抽筋腿伸直，并用另一腿踩水，另一手划水，帮助身体上浮，这样连续多次即可恢复正常。

● 要是大腿抽筋的话，可同样采用拉长抽筋肌肉的办法解决。

● 两手抽筋时，应迅速握紧拳头，再用力伸直，反复多次，直至复原。

● 上腹部肌肉抽筋，可掐中脘穴（在脐上 4 寸），配合掐足三里穴（膝眼下 3 寸，距胫骨前缘一横指），还可仰卧水面上，把双腿向腹壁弯收，再行伸直，重复几次。

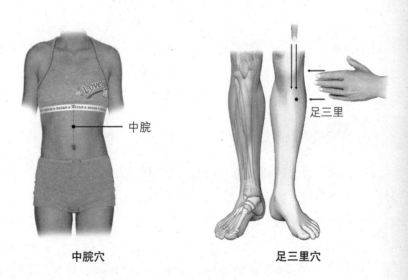

中脘穴　　　　　　　　　足三里穴

● 抽筋过后，改用其他游泳姿势游回岸边。如果不得不仍用同一游泳姿势时，就要提防再次抽筋。

2. 水草缠身自救法

● 水草缠身时，首先要镇静，切不可踩水或手脚乱动，否则就会使肢体被缠得更难解脱，或在淤泥中越陷越深。

● 用仰泳方式（两腿伸直、用手掌倒划水）顺原路慢慢退回。或平卧水面，使两腿分开，用手解脱。

● 如随身携带小刀，可把水草割断。或尝试把水草踢开，或像脱袜那样把水草从手脚上捋下来。自己无法摆脱时，应及时呼救。

● 摆脱水草后，轻轻踢腿而游，并尽快离开水草丛生的地方。

3. 身陷漩涡自救法

● 有漩涡的地方，一般水面常有垃圾、树叶等杂物在漩涡处打转，只要注意就可早发现，并尽量避免接近。

● 如果已经接近，切勿踩水，应立刻平卧水面，沿着漩涡边，用自由泳快速地游过。因为漩涡边缘处吸引力较弱，不容易卷入面积较大的物体，所以身体必须平卧水面，切不可直立踩水或潜入水中。

4. 疲劳过度自救法

● 如果觉得寒冷或疲劳，应马上游回岸边。如果离岸甚远，或过度疲乏而不能立即回岸，就仰浮在水上以保留力气。

● 如果有人来救，举起一只手，放松身体，让对方拯救，不要紧抱着拯救者不放。

● 如果没有人来，就继续浮在水上，等到体力恢复后再游回岸边。

（三）互救

● 救护者应镇静，尽可能脱去衣裤，尤其要脱去鞋靴，迅速游到溺水者附近。

● 对筋疲力尽的溺水者，救护者可从头部接近。

● 对神志清醒的溺水者，救护者应从背后接近，用一只手从背后抱住溺水者的头颈，另一只手抓住溺水者的手臂游向岸边；或用手从其左腋下绕过胸部，然后握其右手，以仰泳姿势将其拖向岸边；也可以在其背后抓住腋窝拖带上岸。

● 发现溺水者后，可充分利用现场器材，如绳、木板、救生圈等救人。

● 救援时要注意，防止被溺水者紧抱缠身而双双发生危险。如被抱住，不要相互拖拉，应放手自沉，使溺水者手松开，再进行救护。

● 施救者若不熟水性或不了解现场水情，不应轻易下水，应呼救或报警。未成年人不宜下水救人。

（四）现场急救

● 第一目击者在发现溺水者后应立即拨打120急救电话或附近医院急诊电话请求医疗急救。

● 将溺水者抬出水面后，应立即清除其口、鼻腔内的水、泥及污物，用纱布（手帕）裹着手指将溺水者舌头拉出口外，解开衣扣、领口，

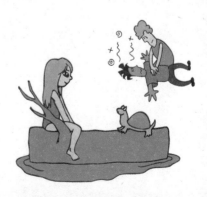

发现溺水者马上求救

以保持其呼吸道通畅，然后抱起溺水者的腰腹部，使其背朝上、头下垂进行倒水。或急救者取半跪位，将溺水者的腹部放在急救者腿上，使其头部下垂，五指略向下并拢按压其背部，迫使吸入呼吸道和胃内的水流出。

● 如果溺水者救上岸时已没有呼吸，应立即将其仰卧，并进行心肺复苏，拨打 120 急救电话送医院救治。

中暑了要这样做

　　儿童中暑是指儿童在高温环境中或在烈日直射下活动时间较长，导致体温调节功能失衡，水盐代谢紊乱和神经系统功能损害所产生的一系列症状。

　　人体产生的热通过传导、辐射、对流和蒸发而散失，从而维持适当的体温。当外界温度过高，长时间日晒、湿热或空气不流通的高温环境等阻碍了散热时，就会发生中暑。夏天，儿童长时间暴露在高温的日光下玩耍，体内的汗排不出来，有可能引起体温升高，导致中暑。

　　通常，儿童中暑后，体温、脉搏、情绪会发生变化。具体表现为：体温达 39 ~ 40℃，出冷汗，皮肤发红、发烫，烦躁不安、哭闹，呼吸和脉搏加快，接着会显得很疲乏，甚至发生抽筋或昏迷。年龄较大的儿童出现恶心、头晕，失去方向感，表现为昏昏沉沉，对外界反应迟钝。

【案例】

　　2015 年 7 月 11 日，北京某幼儿园工作人员将三岁半的小孩接去上学，到幼儿园后，工作人员将孩子遗忘在车中。直到当日下午 5 时孩子才被发现，已经死亡，该孩子属于高温中暑死亡。

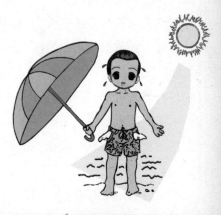

预防中暑

【原因】

● 儿童的体温调节中枢发育不够成熟，对周围环境气温变化适应性差，如果在日光下暴露的时间稍长一些，体温容易快速升高，导致中暑。

● 通常，天热时人的汗腺分泌明显增加，汗水在皮肤表面蒸发时可以带走部分热量，但儿童汗腺不发达，数量少，且体内水分贮存有限，导致汗水分泌不多，散热效果不佳，体温上升快。

● 人的肺部在呼气时可将热气排出体外，如果环境温度过高则会使体温上升。儿童新陈代谢的速度较成人快，如果周围环境温度超过体温，则易引起中暑。

● 天气炎热，当毛细血管扩张时可以使热量向体外散发。儿童的体表面积相对较大，皮肤表皮细薄，通透性大，血管分布充沛，如果外界温度过高，就不能散热，反而吸热，使体温上升。

【预防】

● 切勿让孩子在阳光下暴晒。不让孩子在阳光下长时间玩耍或做剧烈运动，也要避免在湿热环境下做剧烈运动。

● 夏天家长若带孩子外出，最好安排在早上或黄昏。外出时要戴防晒帽，暴露部位涂防晒霜。

● 天气炎热及外出活动时，要鼓励孩子多喝水。孩子在活动的时候，容易失去水分，最好每30分钟给孩子喝一些水。

● 穿衣要适当。只要孩子手脚不凉，就表明穿衣合适。特别是在炎热的夏季，柔软、宽松的衣料，可使汗液容易被吸收而感到身体凉爽。

● 室内要尽量打开窗户通风，利用风扇或空调以保持室内温度适宜。

● 切勿将儿童单独留在汽车内。

【处理措施】

● 将孩子转移到阴凉处，用湿毛巾擦拭全身以降温；用电扇或空调降低环境温度，但风不要直接朝儿童身上吹。

● 让孩子仰卧，保持呼吸道通畅，解开衣扣，脱去或松开衣服。

● 有头晕、头痛的孩子，可涂些清凉油在印堂穴（两眉之间）和太阳穴上，有提神醒脑的作用。

● 在孩子意识清醒前不要让其进食或喝水，意识清醒后少量多次饮淡盐水，补充足够的水分和盐分，每次饮水量以不超过300毫升为宜，如有呕吐则停止喂水。

● 不要让孩子吃油腻荤腥的食物。过多食用此类食物会增加消化系统的负担，使大量血液滞留于胃肠，而输送到大脑的血液相对减少，营养物质也不能被充分吸收。

● 情况较严重者应立即送医院。

第二篇
交通、公共设施、行为伤害

潜伏在交通中的危险

交通意外伤害已经成为危害儿童生命健康的"第一杀手"。据世界卫生组织和联合国儿童基金会公布，每年有 18 万 14 岁以下儿童死于道路交通事故，数十万的儿童致残。据统计，交通事故一直是我国儿童和青少年的主要死因之一。随着我国机动车辆的增加，儿童交通意外的发生也呈逐年增加的趋势。

【案例】

● 2015 年某天，一辆汽车在公路上行驶，路上突然跑出一名 3 岁小孩，汽车刹车不及，小孩腹部受碾压，立即被送往医院救治，诊断为脾破裂，马上施行手术，治疗 2 周，痊愈出院。

● 2016 年 2 月 27 日，苏州市某路段上一辆面包车后门突然掉下一名小孩，面包车毫无察觉就开走了。小孩摔下车后在马路上站起来，试图追赶面包车。幸得后面有好心人发现，并将小孩抱起，开车追上面包车，把小孩交回家长。据家长称，他们把小孩放在面包车后座，可能是后面车门没有关好，小孩直接从后面摔落下来。所幸当时车在等红灯，车速也不快，小孩并没有受伤。

【原因】

儿童天真活泼，好奇心强，敢动敢玩，但自控能力和应变能力较差，遇到紧急情况难于应付，因而发生交通意外事故的概率较大，往往要高于成人好几倍。

● 儿童身材瘦小，目标较小。大型车辆如货车、公交车倒车时，车后部有一部分是视线盲区，后视镜无法看到，如果孩子正处于这个区域，很容易产生危险。

● 儿童不具备行为能力，对交通安全知之甚少，自控能力和应变能力差，遇到交通紧急情况难于应付。

● 有的儿童喜欢在马路上玩耍，蹦蹦跳跳，追逐打闹甚至突然折返，也有的儿童钻护栏，这些都易导致交通事故发生。

● 小孩活泼好动，坐在车上时常乱动，爱将头、手伸出车外，甚至开车门。

● 家长或监护人自身缺乏安全意识，违反交通规则。

● 部分驾驶员开车时，对道路上的交通标志视而不见，缺乏对路面突发情况的准确判断，一旦有儿童突然窜出公路或突然改变在道路上的行走轨迹，驾驶员来不及反应和判断，无法采取避让措施。

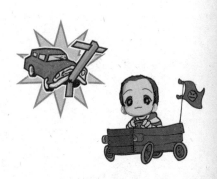

注意交通安全

【预防】

● 幼儿园、小学要增设交通安全课程，让孩子们懂得一些交通安全知识，熟悉各种交通信号灯和标志，使之能做到自觉遵守交通规则。

● 要教育儿童不要在街道上、马路上踢球、溜旱冰、追逐打闹以及学骑自行车等。不要穿越公路上的护栏和隔离墩，也要教育儿童不要在铁路轨道上行走、玩耍。

● 年龄较小的儿童过马路时，应该由成人带领。小学生上下学时，不可多人横排行走，不要互相推搡打闹，应该在人行道上行走；过马路时应看清指示信号，不可不看信号灯而猛跑。没有人行道时，儿童过马路应左右看，车来让道，不要突然横穿马路。另外，儿童在街上和马路上行走时，不要埋头看书或玩玩具，以免发生意外。

● 要教育儿童不要在汽车上乱摸乱动，也不要在汽车前后玩耍或睡觉。

● 汽车司机在开车前，应注意检查车底是否有儿童躲在下面。另外，汽车司机在倒车时不可盲目倒车，应下车看看车辆后面是否有儿童，因为儿童的个头不高，易被车厢板挡住，极易发生意外。

● 要教育儿童无论是坐公共汽车还是其他车辆，都应该坐稳扶好，不可在车厢内跑来跑去。不要坐在卡车的车厢栏板和货堆顶上，以免急刹车时掉下来发生意外。儿童上下车时要注意待车停稳后方可上下。汽车行驶时，不要将头、手臂伸出窗外。乘坐小汽车的儿童，一定要系好安全带。若不系安全带，车辆遇到紧急情况突然急刹车，容易撞伤，伤势严重者还会有生命危险。

● 过铁道口时，要看清信号灯，不可盲目通过。当火车通过铁道口时，要站在离铁轨5米以外处，不要靠得太近。如果离得太近，快速行驶的火车产生的风力可将人刮进轨道内，必须等火车通过后方能通过铁道口。

● 儿童不能独自骑自行车，骑自行车的青少年，应遵守交通规则，不要骑车带人。骑车要注意靠右侧行驶，不要在机动车道上行驶。不要两人并肩行驶，不要在马路上你追我赶。骑车时不要双手离把抖威风。下雨天，最好不要骑自行车，以免滑倒发生意外。要经常检查自行车的车铃、车刹是否有故障，若有应及时修理或更新。骑车时，不要扒车、追车，也不要骑着自行车时去抓行驶的车辆，否则，一旦车辆急刹车或急转弯，则易发生车祸。

● 在街上行走时，不要突然横穿马路，以避免和来往的车辆相撞而造成意外伤害。

● 为了保证儿童的生命安全，家长们应注意其子女的穿着打扮。例如给儿童戴上黄色或红色的帽子，穿红色的上衣或裤子，背上红色的书包等。其目的是提醒司机的注意，这样可减少意外事故的发生。

● 儿童不得驾驶机动车及电动自行车。未成年人在未取得驾驶证、未达法定年龄的情况下不得驾驶机动车、电动自行车。

● 不要让儿童坐副驾驶位置。不少家长习惯让小孩坐到前排座位，但小孩天生好动，且紧急刹车时孩子极易撞向前方，应该为年龄较小的孩子准备符合国家安全技术标准的儿童座椅，固定在后排座位上。

● 不要将儿童单独留在车内，尤其是夏季，车厢密闭造成高温、缺氧容易导致危险。如果车内经常有儿童乘坐，应当将后门的儿童锁按到锁定位置，并锁定自动车窗，避免儿童触动。

【链接】看看别人怎么做

● 瑞典：1982 年就开始制订法规，要求 7 岁以下儿童乘车时，车上应备有保护儿童的安全装置。

● 日本：日本的少年儿童从小就接受交通安全教育，交通安全知识编入了他们的语文、算术、画图等科目中。政府经常通过邮局向学龄前儿童赠送宣传交通安全常识的玩具，使其从小就能通过活泼的形式提高安全意识。

● 德国：德国的《儿童过街法》内容为：白天给儿童佩戴斜在肩上的彩色绶带，夜间过马路时穿发光衣，行人、车辆看到后要主动停下来，让儿童先过马路。

● 智利：上学或放学时，每个路口都要有一位值日学生站在马路中间，举起戴红色手套的左手，为学生们安全过马路"发号施令"，行人、车辆都要主动让路。

●加拿大：当儿童手持"STOP"（停止）标语牌过马路时，一切车辆必须停下来，让儿童先过，任何人坐的车辆都不例外。

外伤安全小知识

儿童天性好动，很容易受外伤。儿童骨骼结构与成人不一样，一般骨折受伤程度较轻，愈合快。因此，很多家长对儿童骨折未给予充分的重视，加上我国儿童骨科专科医生数量严重不足，导致很多特殊的儿童骨折未能及时发现及处理，最终造成严重后果，甚至残疾。

【案例】

● 2015 年夏，某小儿外伤致左肘关节疼痛，当地"老中医"予以手法复位，并予中药外敷治疗，家长感觉有所好转，未予重视。3 个月后发现小儿左肘外翻，肘关节屈伸受限，遂到某儿童医院就诊，拍片后，诊断为"左肱骨外髁陈旧性骨折"，马上施行手术，截骨植骨矫形，治疗数月后，肘关节终于恢复正常。

● 2016 年春，某 2 岁小儿在家玩耍跌倒，左上肢活动受限，到当地医院拍片提示"左肘关节脱位"，后到某儿童医院就诊，发现并非肘关节脱位，而是小儿比较常见的一种骨折——全骨骺分离骨折，予以手术治疗后，患儿恢复良好。

【原因】

儿童天性活泼好动，但自控力及自身平稳控制能力较差，自我保护意识欠缺，因而发生意外骨折的概率较大。

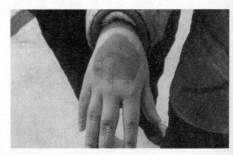

小儿外伤

自身骨骼因素：儿童的骨骼结构以有机物为主，有造血功能的红骨髓较多，黄骨髓较少，因此小儿骨骼较软，出现青枝骨折的可能性大，大部分青枝骨折可自愈。这就是很多家长认为儿童骨折不需要治疗的原因！

儿童的骨骼处于生长阶段，因为存在一个特殊的结构叫骨骺，所以骨折愈合较成人快。但是，某些特殊的骨折如果不进行手术干预，会畸形愈合，甚至会影响以后骨骼的生长发育，导致畸形的出现！

【预防】

● 老师及家长要加强安全教育，让孩子们避免去一些容易受伤的危险场所，熟悉一些简单的减轻伤害的动作，使之能做到少遇险，遇险能自救。

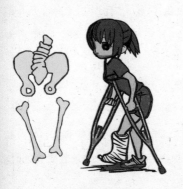

预防骨折

● 遇到特殊情况，怀疑有骨折的，都应按骨折紧急处理，家长要学会一些骨折的急救处理。

● 外出游玩或者进行体育锻炼时，要做准备运动，做好保护措施。

● 适当调整营养，多晒太阳，必要时补充维生素 D，加强骨质硬度，减少骨折的发生。

【救治措施】

● 固定

目的：减少伤病患者的疼痛；避免损伤周围组织、血管、神经，减少出血和肿胀；防止闭合性骨折转化为开放性骨折；便于搬动患者。

固定要点和注意事项：固定材料多用夹板，也可采用小木板、树枝、书籍杂志、硬纸板等，置受伤者于适当位置就地施救，如现场对生命安全有威胁，则移至安全区再固定。固定时，用牵引法将畸形肢体变轴线位，并暴露肢体末端以便观察血运。夹板与皮肤之间以及在骨折和关节突出处要加衬垫，夹板长度要超过骨折处的上下关节，以便固定和防止压伤皮肤。固定后，上肢为屈肘位、下肢为伸直位。四肢固定需注意松紧适度，先固定骨折上端再固定下端，绑带不要系在骨折处。前臂、小腿部位的骨折，尽可能在损伤部位的两侧放置夹板固定，或将受伤的上肢缚于胸廓上、将受伤下肢固定于健肢，以防肢体旋转和避免骨折断端相互接触。固定好伤肢后，如可能应将伤肢抬高。

● 搬运

目的：使患者脱离危险区，实施现场救护；尽快使患者获得专业医疗救治；正确地搬运能减少患者的痛苦，防止损伤加重；最大限度地挽救生命，减轻伤残。

搬运护送的原则及方法：担架是运送患者最常用的工具，也可借用门板、木椅等物品，还可自制绳索担架、衣物担架等。搬运护送包括将伤病患者搬出受伤现场，以及现场救护后救护车护送到医院接受进一步救治。观察受伤现场和判断伤情，本着先救命后治伤的原则，做好伤病患者现场的救护和止血、包扎、固定后再搬运。在现场救护后，不要无目的地移动患者，要根据患者的伤情轻重和特点分别采取搀扶、背运、双人搬运甚至四人抬运等措施，并注意动作要轻巧、迅速，避免强拉硬拽和不必要的震动。搬运中，须保持脊柱及肢体在一条轴线上，并将患者妥善固定在担架上，防止头部、脊柱和伤肢的扭动，以免损伤加重。

哎呀，跌伤了

跌倒，是指突发、不自主、非故意的体位改变，倒在地上或更低的平面。参照世界卫生组织（WHO）《疾病和有关健康问题的国际统计分类（ICD–10）》对跌倒的分类，跌倒包括以下两类：①从一个平面至另一个平面的跌落；②同一平面的跌倒。

【案例】

● 2016 年 1 月 28 日，一名 2 岁半男童一边端着碗、举着筷子一边奔跑着玩耍，不慎跌倒，筷子直插入颅脑。立即被送往东莞市儿童医院救治，检查发现，筷子从右面部插入总共有 8 厘米长，其中 3 厘米插入了颅脑，经过全院多学科会诊，紧急施行手术，治疗后痊愈出院。

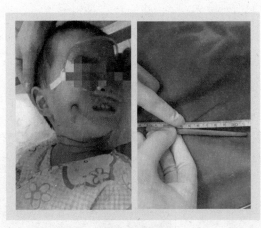

筷子插入颅脑

● 2016 年某日，一名 6 岁儿童与同伴玩耍，不慎从斜坡上跌倒，左肘部着地后左肘关节肿胀、活动受限，经东莞市儿童医院小儿骨科诊断为左肱骨髁上骨折，手术治疗后康复出院。

【原因】

儿童是跌倒的易发人群，主要与其自身身心发育特点有关。循证医学证据表明：年龄、性别、活动水平、精神和躯体残疾以及家庭经济状况差是造成儿童跌倒的独立危险因素。身心处于发育阶段的儿童，缺乏对危险的认知和防范能力，应对伤害的反应能力欠缺，儿童本身神经运动发育程度还不完善，这些因素均会增加对伤害的易感性。家庭经济状况差，导致监护人对儿童看管不到位也是重要的危险因素。

【危害】

跌倒在儿童成长过程中经常发生，在很多家长眼中，儿童跌倒很常见，一般不会引起什么严重后果，但生活中因跌倒受伤住院的也不在少数，尤其是头部外伤，会出现脑震荡、脑出血等严重情况。跌倒已成为儿童伤害的主要原因，是导致儿童发生非致命伤害和残疾的首要原因，成为儿童伤害领域的重点问题之一。高发生率和致残率造成巨大的家庭负担和社会经济负担。

【预防】

- 在家中的浴缸底部和浴室地板放置防滑垫。
- 教导幼儿不要爬上高椅或站在座位上。
- 窗户、阳台要加设安全护栏，并且尽量不要把床、柜子、椅子等放在窗户旁或阳台上，以防幼儿爬上去后坠落。
- 当发现地板有水迹、油迹时，要立刻抹干。
- 电线应钉牢在墙上或靠近墙边，不宜拖得太长，以防绊倒幼儿。

● 如果地板上有凹陷、破损，应立即修补。另外，瓷砖地板较滑，最好铺上地毯，即使幼儿跌倒，也可减轻受伤程度。

● 把地板上的物件收拾妥当，以防幼儿不小心踩到而滑倒。

【应急措施】

跌伤一般会有骨折或瘀伤情况，严重的会出现内出血，此时需施行以下急救：

● 瘀伤是指受伤部位的肤色呈现紫蓝色伴肿痛。尽早用冰敷在受伤部位，起镇痛、止血和消肿的作用。24 小时后再用热水袋或热毛巾敷在受伤部位，加速患处的血液循环，有助于散瘀。

● 骨折，通常受伤的部位及其附近会感到相当痛苦，用手轻按受伤处或移动伤肢时，疼痛的程度会更加剧烈，可能会感觉到或听到骨骼断裂所产生的摩擦。处理骨折，最重要的原则是尽量不要移动受伤的肢体。若骨折处有伤口，应先止血，然后用绑带包扎伤口。最后利用夹板或木板、围巾、领带等固定伤肢。固定伤肢时，必须固定骨折部位之上及其下的两个关节位，如小腿骨折断，要固定膝关节和踝关节，并注意力度要适中。固定后立即送医院处理。

● 内出血比外出血更可怕，因为它不容易被察觉。由于内出血无法用按压法止血，所以家长应第一时间通知医护人员到场协助救治。在医护人员抵达前，要防止受伤幼儿乱动，可让他躺下，头部放低并偏向一边，使大脑能得到足够的血液供应。同时，若情况许可，可抬高或垫高其双腿，使血液流向重要器官。

● 密切注意受伤儿童的呼吸、脉搏和清醒程度，解开衣领，保持其呼吸顺畅。若受伤儿童不省人事，切记保持气道通畅，切勿喂食及喝水。

预防高处坠落

坠落伤指人体从高处以自由落体运动坠落，与地面或某种物体碰撞发生的损伤。

【案例】

● 2016 年某日，一名 3 岁儿童在商场扶梯旁边玩耍，顺着扶手的牵引被带上了栏杆，并从栏杆上翻过，不慎发生坠落，送至东莞市儿童医院救治，诊断全身多发骨折并多处软组织挫伤，行手术治疗后康复出院。

【原因】

由于儿童天性好动，敢于尝试新鲜事物，对于危险事物的判断不准确，因而容易发生意外坠落事故。坠落伤的形态及损伤程度受坠落高度、体重、坠落中有无阻挡物、人体着地方式、着地部位及接触地面与其他物体性状等因素的影响。

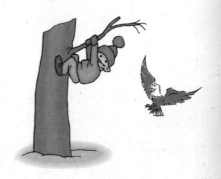

预防坠落

【危害】

● 损伤部位广泛，但内重外轻。无论人体哪一部位为着地点，一次外力往往在头、胸、腹、骨盆、脊柱及四肢同时发生损伤。体表损伤主要是片状擦伤及挫伤，多分布在裸露部位，常较局限，边缘不清晰；挫伤出血可能较大，但无一定形状；而骨质和内脏损伤重，常伤及重要器官，因此死亡率很高。

● 坠落伤符合减速运动损伤的特点。既可见于人体着地部位，也可发生于远离着力点的部位。如头顶部着地时，除接触部位的颅骨骨折及脑损伤外，颅底、枕骨大孔周围及颈椎也常有骨折发生；一侧躯干着地时，双侧的肋骨均可发生骨折；枕部着地常在对侧额部和颞部发生对冲性脑挫伤，枕叶挫伤轻或无。由于坠地时人体躯干突然停止运动，而内部器官由于惯性作用，仍可继续前进，因此各器官的系带和血管，如脾蒂、肝蒂、肺门和肠系膜根部等处可见挫伤或撕裂伤。坠落时，尤其当坠落高度较高时，坠落伤的损伤程度很重，如颅骨严重粉碎变形、脑组织重度挫裂，甚至外溢；多发性肋骨或四肢长骨骨折；多发性胸腹内脏破裂，甚至肢体横断，导致死亡。

【预防】

● 二楼以上窗户应加护栏。护栏应由金属制成，护栏之间最大间隙为 10 厘米，能承受 68 千克压力（儿童安全窗不同于防盗护栏）。至少要有一个窗户上的护栏是活动的，以备紧急情况发生时方便使用。

● 把靠近窗户可能吸引孩子攀爬的所有家具移开。

● 把所有不用的窗户锁上。

● 如果开窗，缝隙不要超过 10 厘米，最好使用门窗安全锁。开窗换气时，最好选择开孩子够不到的窗户。

● 北方春季窗户开封后，不要让孩子倚靠窗户。

● 损坏的窗户要及时修复。

● 患有癫痫、高血压、低血压、低血糖等易导致昏厥疾病的成年人，抱孩子时一定要远离未封闭的阳台或开着的窗户。

● 看护人不要抱着孩子在窗前或阳台处驻足，以免孩子挣脱搂抱从窗户或阳台坠落。

【应急措施】

了解坠落过程有助于施救人员快速准确做出伤情判断，及时处理致命伤。可根据情况，施行以下急救：

● 一旦发生坠落不要慌乱，迅速拨打急救电话。

● 如果仅是轻微创伤，可以自己用汽车紧急送往医院。

● 情况严重时，不要急于搬动受伤的孩子，因为移动严重受伤的孩子可能使伤情恶化。

● 如伤员出血可采取以下措施：抬高受损伤部位的肢体，减少血液流向伤口；用绷带包扎；垫高双脚使血液流向头部和上半身。

骑乘自行车需小心

日常生活中经常看见家长骑自行车带孩子的情景，孩子坐在自行车后支架上或横梁前面，双下肢及足部悬空，在自行车前进的过程中，孩子双腿无意地摆动，很容易发生足及足踝部卷入正在行进中的车轮辐条与车轮支架的空隙中，造成碾挫伤，即辐条伤。

【案例】

● 2015年夏，一家长接儿子放学，儿子坐在自行车后座上，脚不慎伸进了行进的车轮中，出现破皮、出血，被送往东莞市儿童医院救治，诊断为辐条伤，予清创换药，门诊治疗2周，痊愈。

【原因】

● 儿童天性好动，敢于尝试新鲜事物，对于危险事物的判断不准确，因而容易发生意外伤害事故。

● 儿童足部较小，容易卡进自行车车轮支架与辐条之间的空隙。

● 儿童不具备判断危险能力，在坐自行车过程中不能很好地把脚放在安全位置。

● 一些儿童喜欢在自行车后座玩耍，脚乱甩乱放。

● 家长安全教育及安全措施做得不够，小孩暴露于危险的坐车环境之中。

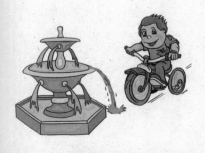

骑车要小心

【危害】

自行车行驶越快，惯力就越大，引起的损伤也就越重。辐条伤多见于 3 ~ 6 岁的孩子，轻者为皮肤及皮下组织损伤，表现为皮肤的擦伤及裂伤，局部肿胀、瘀血、压痛及踝关节活动受限，重者可伤及骨及骨膜，骨折及脱位并不少见。

【预防】

● 幼儿园、小学老师及家长要经常对孩子们进行安全教育，让其懂得一些乘自行车的安全知识，并能自觉按要求做到。

● 做好安全措施，比如装网格隔开小儿与自行车后轮缝隙，装踏板让小儿乘车时足部有位置摆放。

● 下雨天气尽量少让小儿坐自行车后座。

【应急措施】

幼儿受伤后，家长不要惊慌，应立即采取行之有效的方法，避免进一步加重损伤，减轻患儿的痛苦。若足或足踝部位仍嵌在辐条间或辐条与车轮支架间，应立即停车，逆时针方向转动车轮，将足踝部小心拖出，勿强行拖出，以免加重损伤；若有皮肤擦伤或裂伤，可用干净的手帕简单包扎，局部制动，条件允许时可冷敷受伤处（也可用塑料袋包裹雪糕或冰冻饮料放于患处），到最近的医院急诊处理。在医院可进行 X 线检查，排除骨折及脱位后，再清洗创面，然后外涂 2% 红汞，或用油纱覆盖创面后，再用纱布包上。如有骨折或肌腱损伤，应及时手术治疗，避免留下后遗症。

爱护心灵之窗

眼部遭受机械性、化学性、热能或辐射能等因素作用，致使眼球及其附属组织受到不同程度的损伤，称为眼外伤。

根据致伤因素的性质、形态，临床上分为机械性和非机械性两大类。机械性包括：眼球穿通伤、贯通伤、眼球挫伤、眼内异物、爆炸伤等；非机械性包括：酸、碱化学伤，热烧伤（包括烫伤），辐射性眼伤，动物性眼外伤等。

【原因】

儿童眼外伤根据年龄和活动范围不同，其致伤原因也有所差异，各个发育时期常见致伤因素如下：

新生儿时期：多由于难产、高位钳产、不当的接生等有可能误伤眼部引起眼睑、角膜挤压伤、结膜下出血。

婴幼儿时期：多由于自己的手指甲、母亲衣服上的饰物刺伤，父亲烟灰掉落或烟头烫伤，玩具棱角、玻璃杯、碗筷等的碰伤，走路不稳跌倒撞伤，热水烫伤，家人看管不严跌落石灰池或石灰堆所致的碱烧伤。

学龄前儿童：多由于与同伴玩耍时被手持树枝、铁线、小刀、铅笔等硬物刺伤或摔跤时碰到石块等尖锐物品刺伤，互相投掷石头、泥块、瓦片击伤，互相玩气弹枪、弹弓等的弹伤，用螺丝刀、剪刀、水果刀等撬东西时刺伤，烟花爆竹所致的爆炸伤、烧伤，跌落石灰池所致的化学伤，被猫、狗等宠物抓伤，被鸡、鸟等飞禽啄伤。

学龄儿童：开始与外界接触，模仿性更强，活动范围扩大，更加活泼好动，气弹枪的塑料子弹弹伤、掷击伤、烟花爆竹的爆炸伤仍是多见，追逐时摔跤所致的跌伤，打球时被球击伤，互相打架时被拳头击伤，边做作业边开玩笑时挥动铅笔或钢笔而被刺伤等。

【危害】

眼睛虽然占人体表面积的 0.3% 左右，然而眼外伤发生率却占全身外伤的 15%，其中儿童眼外伤占比超过 38.5%，是常见的、严重的致盲性眼病之一。由于儿童生理及心理发育的不完善，意外伤害带来的后果往往更严重，其隐匿性、复杂性、错失最佳治疗时机、并发症多等特点导致治疗周期长、预后差，造成终身的视力残疾，甚至身心发育障碍。

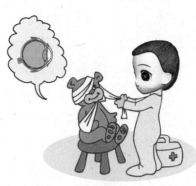

预防眼伤

【预防】

眼外伤是儿童常见的致盲原因，一旦发生，预后欠佳。儿童眼外伤重在预防，现实生活中许多儿童眼外伤是可以避免的。

● 加强对儿童的教育。强调自我保护和爱惜眼睛的重要性，特别是要反复强调儿童不要玩弄刀、针、剪、枪等，不能燃放烟花爆竹，不能敲砸雷管等危险物品，不要玩弄强酸、强碱等腐蚀性强的化学物品，不要靠近观看鸡、鸟类，打球、做游戏等要注意保护眼睛。

● 危险物品要妥善安放，家具等的利角要包好或用物品挡住以免儿童撞伤。

● 教育儿童如眼睛受伤要立即告诉家长或老师，以便能得到及时适当处理或送医院诊治，切勿拖延时间，耽误抢救机会，加重眼睛伤情。同时要把常用的预防感染知识告诉儿童，伤后不能用污物包眼。

【应急措施】

眼外伤的正确紧急处理极为重要，可以防止病情加重或减轻眼组织损伤，对保护恢复视功能有重要意义。处理原则应根据不同性质的眼外伤采取不同的方法处理，目的是迅速去除致伤物和污物，防止感染，减少眼内容物丢失和防止出血。

● 化学伤的急救处理尤为重要。如有酸性、碱性化学物质接触眼部，应立即就地利用一切可以利用的水源，如冷开水、自来水，迅速冲洗眼部，冲洗时令小孩睁开眼睛，频繁转动眼球，让水持续缓慢冲洗眼部至少 15 分钟。例如用自来水冲洗，可以使眼睛睁开对着水龙头下面，慢慢放水冲洗眼部并不停转动眼球；也可用洗面盆盛水让眼部浸入水中，尽量让眼睛不断转动以促使化学物质迅速离开眼睛（当石灰或氢氧化钠接触眼部切勿用食用醋去冲洗，酸性化学伤切勿用肥皂水冲洗，这是错误的处理方法，这些溶液本身就能损伤眼睛，从而导致复合性化学伤，加重眼睛伤情）。

● 机械性眼外伤或爆炸伤。这类外伤常有伤口和出血，创面有污染物附着，家属切勿慌张，在场人员应保持镇定，用消毒纱布、纸巾或干净手帕包封受伤眼，用手掌轻压眼部，防止出血和伤口污染，减少眼内容物丢失。如离医院不远，立即送医院处理；否则，先按压止血再转送医院诊治。切勿用跌打酒、万花油、碘酒等刺激药物去搽伤眼，以免加重眼睛损伤。

护牙小分队

　　儿童天性活泼好动，喜欢嬉戏打闹、运动，但对运动风险意识差，防护意识薄弱，常易发生意外事故，如碰撞、跌倒等，由于牙齿位置较突出，在碰撞、跌倒中容易受伤，从而导致牙齿松动、折断、脱位（牙齿脱离正常的位置）等。根据牙外伤伤势的不同可能会出现各种情况，家长遇到时应镇定，采取相应措施。

【牙外伤的种类及处理】

牙震荡：及时就医，定期复查

　　牙震荡是指牙齿受到外力冲击后并无缺损，但牙齿周围组织有轻度损伤。由于牙震荡往往不能通过肉眼看出损伤痕迹，孩子可能没有症状或者轻微不适，家长们往往容易忽略就医。据研究指出，牙外伤

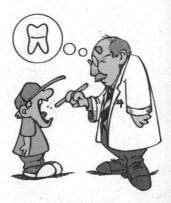

预防牙外伤

后出现牙髓病变的概率高达97%，牙髓病变如果没有得到及时治疗，会导致牙齿疼痛甚至脱落。对于牙震荡的孩子，医生也不一定能现场诊断患牙是否出现牙髓病变，这就需要定期到医院复查，以便出现病变后能得到及时治疗。

牙折断：保护断牙，立即就医

　　牙齿折断一般合并疼痛及出血，应带上孩子及断牙及时就医，医生会视牙齿折断程度采取相应处理。牙折断缺损较少的一般不用

特殊处理，如有锐利边缘可适当修整，缺损较大，可予直接断牙重接或者使用材料修复，断端至牙根部则会视情况拔除。

牙移位：原位固定，不适随诊

牙齿受伤后发生移位，与相邻牙齿不协调，伴有出血、疼痛、松动。应尽快带孩子到医院就诊，医生会将移位的牙齿恢复到原来的位置，并予以固定，固定期间避免用受伤牙齿咬东西，固定后定期复查，如有疼痛、牙齿变色等及时就诊。如果是乳牙，还需要考虑对其下方恒牙胚的影响，更应及时就诊。

牙脱位：脱牙再植，分秒必争

遇到这种情况，家长一定要保持镇静，找到脱位的牙齿，手持牙冠，用流水冲洗牙齿表层的污渍，将牙齿放入生理盐水、牛奶或含于自己舌下，切忌干燥保存，更不要擦拭牙根，也不能盲目按压复位，避免二次创伤。应尽快找医生进行复位和固定。脱落牙的治疗一定要分秒必争，30分钟内是将脱落牙复位的最佳时间，如果能在 2 小时内植回脱落牙，也能获得较好的愈后效果。

【预防牙外伤】

保护牙齿有着非常重要的意义，健康的牙齿对孩子正常生长发育及今后一生的生活质量都有着重要的作用。那么我们怎样才能预防牙外伤呢？

● 进行口腔卫生知识的普及教育。让家长及儿童了解保护牙齿的重要性，改变"乳牙会掉不重要"的陈旧观念。

● 加强安全教育，提高儿童自我保护意识。家长及教师需对儿童细心监护，不能疏忽大意；对运动中的儿童加强防护措施，防止意外发生；宣传交通安全知识，遵守交通法规。

● 进行文明教育。要教育儿童团结友爱，礼貌待人，不互相打闹嬉戏，不追逐猛跑。

● 保护前突的牙齿。进行足球、篮球等对抗性较强的运动时，配戴护牙托来保护牙齿。

预防窒息这样做

意外窒息是我国幼儿意外伤害的主要原因。每年有超过 2500 名 0 ~ 4 岁的幼儿因意外窒息而死亡，更多的幼儿因意外窒息而终生残疾。

【案例】

● 2012 年 2 月，合肥市的一对年轻夫妻睡觉时将 5 个多月的女婴放在两人中间，因被子太厚，盖得太严，导致孩子缺氧窒息死亡。

● 2012 年 8 月，清晨 5 时某医院接诊一名 4 个月大孩子，来院时已发绀死亡。原因是母亲夜里给孩子喂奶的过程中睡着了，不小心压住了孩子的口鼻致婴儿窒息而死。

● 2013 年 7 月，正是孩子放暑假的时候，6 岁的姐姐和 4 岁的弟弟在家里玩捉迷藏，两人钻进阁楼的一个木箱，箱子的锁扣不慎扣上。当家人发现时，两人已经窒息死亡。

【原因】

首先，窒息是出生 3 个月内婴儿常见的意外事故，多发生在严寒的冬天，意外窒息常见于下列情况：

● 母亲边睡觉边给婴儿喂奶，一旦母亲与婴儿均熟睡后，母亲的乳房可能会压住婴儿口鼻。

● 在寒冬夜晚，母亲与婴儿同睡一床，母亲将婴儿搂在怀里睡觉，当母亲熟睡后误将手臂或被子捂住婴儿脸部，堵住婴儿口鼻。

● 婴儿容易吐奶，母亲在婴儿枕头旁放一块塑料布或大毛巾作围兜，当母亲离开时，围兜被风吹起盖在婴儿脸上引起窒息。

● 给躺着的婴儿用奶瓶喂奶，当婴儿发生吐奶时，将奶液或奶块呛入气管引起窒息。

● 冬天带孩子外出时，被子裹得太严实，致使婴儿发生窒息。

较大儿童也有窒息危险，比如气道异物引起窒息，我们在第三篇会有提及；因为捉迷藏或好玩钻进空柜子或箱子，因柜门、箱盖的锁扣自动扣上而致窒息死亡；被家长独自留在车内受到的伤害，包括在车内窒息闷死、车辆暴晒致脏器衰竭、头被车窗卡住等。

【预防】

由于儿童意外窒息后果严重，所以防范胜于治疗。唯有家长对日常生活中的小细节加以注意，消除家庭安全隐患，才能防止儿童窒息：

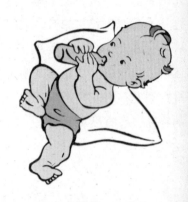

预防窒息

● 不要将儿童单独留在车内。机动车内对儿童来说并不安全，除了车子可能发生自燃外，密闭的空间内气温容易飙升，极易导致孩子出现缺氧、脱水昏迷，甚至窒息死亡。

● 大多数孩子都对抽水马桶极感兴趣，所以马桶一定要盖上盖子，或干脆把厕所门锁上，避免孩子不慎头朝下掉进马桶，引起窒息。

● 孩子洗澡时，绝不能把孩子一个人留在浴室。万一孩子滑入水里，只要一分钟，他就可能溺水而窒息。

● 垃圾袋放在隐蔽的地方，塑料袋则更要收拾好，以免孩子拿来玩耍，蒙在脸上引起窒息。

● 防止婴儿睡觉窒息，主要是针对 1 岁及以下的儿童。①不要将婴儿放在父母中间睡觉，因为父母睡熟后很可能会压到婴儿。如果不得不睡在一起，也不要让婴儿跟大人同盖一床被子，大人的被子相对婴儿来说太重。婴儿如果被被子捂住后，他的力气不足以推开被子，很有可能会导致窒息。另外，如果父母的头发过长，在睡觉的过程中也有可能发生头发缠住婴儿脖子导致窒息的情况。②对于经常吐奶的婴儿，在喂奶后要轻轻拍他的后背，待胃内空气排出后，再把他放在小床上，婴儿睡熟后，妈妈要在旁边守护一段时间。③夜间给婴儿喂奶最好坐起来，在清醒状态下喂完，然后待婴儿睡着后，方可安心去睡。④不要给常吐奶的婴儿佩戴塑料围嘴，容易卷起堵住婴儿的口鼻引起窒息。⑤给婴儿喂奶时，切忌让他躺着喝。⑥天气寒冷带婴儿外出时，在包裹严实的同时，一定要记住留一个出气口。⑦让婴儿俯趴时妈妈千万不能走开，要在旁边注意观察婴儿是否吐奶及呼吸情况，避免旁边放置有可能堵住宝宝口鼻的物品，当有事离开时，一定要将婴儿翻转成仰卧位。

第三篇
接触、吸入、食入性伤害

异物逃生记

呼吸道的不速之客

呼吸道异物是儿科急症,指经口误吸外界物质,引起声门以下的呼吸道阻塞,可发生于任何年龄,但多见于儿童,尤其是 5 岁以下小儿。其病情严重程度取决于异物性质和气道阻塞程度。美国每年约有 500 例儿童死于此病,我国气道异物的发生率也很高,北京市儿童医院每年有 300 ~ 700 例患儿因此病就诊。

【案例】

● 一个一岁半的女孩,在火车上,因尿湿裤子而被妈妈拍打屁股。随着孩子一声大哭,口中的半粒花生米吸入了气道。孩子顿时呛咳,呼吸急促,喉部喘鸣,车上广播呼救又找不到专科医生。爸爸妈妈心急如焚,中途下车赶往最近的一家医院就诊。

● 一位年轻舅舅到姐姐家吃外甥的周岁酒。刚进门不久,就抱着外甥要亲嘴,孩子不乐意,用手推开,舅舅要强吻,外甥大哭,导致嘴里含着的豌豆吸入了气管,顿时呼吸困难,立即送往医院抢救。

● 10 岁男孩,下课时,将圆珠笔帽含在嘴里玩,其同学没留意,从背后拍了他一下,不料,小男孩一紧张,一下子将圆珠笔帽吸进气管,当时出现剧烈咳嗽,好不容易缓过气。回家因害怕父母责骂,不敢作声,此后一连数月反复咳嗽、感冒。后来到东莞市儿童医院检查，CT 显示整个右肺不张并感染，最后通过手术才将笔帽取出。

【原因】

异物的种类繁多，可分固体性、液体性，又可分植物性、动物性、矿物性、化学制品等。临床所见如瓜子、花生米、黄豆、栗子、橘核、玉米粒、图钉、大头针、发卡、小球、塑料笔帽、哨子等。

● 孩子牙齿没有发育完全，咀嚼功能差，食物不能完全嚼碎，特别是像花生、瓜子、豆类等硬果壳类的食品，当孩子在玩耍、哭闹或嬉戏时，食物就容易吸入气道造成小儿气管、支气管异物。

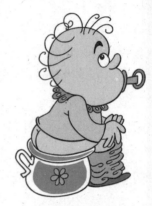

预防吸入异物

● 孩子有口含物品（如塑料笔帽、小橡皮等）的习惯，稍不注意就有可能吸入气管，造成气管异物。

● 吃东西的时候，例如果冻、螺蛳等食物，由于吸食过猛也会吸入气管造成气管异物。

【表现】

一般孩子在吸入异物后，由于人体咽喉反射会立即发生剧烈呛咳，出现面红耳赤，大口喘气，严重时不能发声，并有憋气、呼吸不畅等症状。随后，若异物附于气管壁，症状可暂时缓解；若异物小而光滑，则会随呼吸气流在气管内上下活动，儿童会在症状缓解后一段时间内仍有反复的咳嗽；若异物完全堵塞气道，空气无法进入肺内，肺内气体也无法排出，人很快就会缺氧、昏迷，甚至呼吸和心跳停止。

【处理措施】

孩子吸入异物后的剧烈反应常常让家长惊慌失措，但是光着急是于事无补的，只会浪费最佳抢救时机。当家长发现孩子误吸了异物时，应该尽量冷静，采取正确的应对措施才能让孩子摆脱危险。

首先，观察孩子有无呛咳、呼吸困难、嘴唇发紫、烦躁不安等表现。如有上述现象说明异物进入气管。此时，切勿采用将手指伸进口腔咽喉去取物的办法，大量的研究已经证实这种方法不仅无效反而容易使异物更深入呼吸道。

如果异物未引起孩子紧急缺氧，那么应尽快带孩子赶到最近的医院或拨打120急救电话，请求医生的帮助。有的孩子刚吞入异物时会咳嗽，但过一会儿适应了就不再咳嗽，家长看孩子好像无大碍就以为没什么事，便放松警惕，但事实上，如果孩子的喉咙里还有呼噜噜的声音，就说明异物仍卡在原处，还是应尽快去医院处理。

如果异物引起憋气、烦躁、面色发绀等紧急缺氧的表现，家长应第一时间拨打120急救电话，在等待救援人员赶到的同时，开展海姆立克急救法自救，这种方法在关键时刻常能救人一命。

【预防】

呼吸道异物是完全可以预防的，应广泛地向父母及保育员进行宣教：

● 教育儿童不要随意把硬币、纽扣、小玩具等物含在口中玩耍，以免误吸入气管。

● 进食时不让孩子打闹、说话，以防食物呛入气管；改掉边走边进食或边玩边进食的不良习惯。

● 谨慎让3岁以下的小孩接触到花生、瓜子及其他小颗粒形物品。

● 虽然果冻引起气管异物的发生率不高，但一旦发生往往后果严重，所以在给孩子食用时要特别小心。

● 不要让孩子躺在床上吃东西，或含着食物睡觉。

● 加强对昏迷及全麻下患儿的护理，防止呕吐物进入下呼吸道。

警惕"祸从口入"

消化道异物在儿童中较常见，尤其是 6 个月到 3 岁的孩子，这个年龄段的孩子对什么都很好奇，又没有安全意识，常常是拿到东西就往嘴里放。吞下的东西五花八门，如硬币、电池、项链、发卡，甚至刀片等。

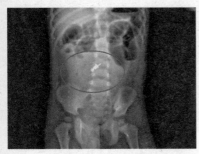

吞服了多个螺丝钉

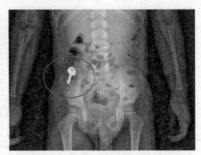

吞服了 1 把钥匙

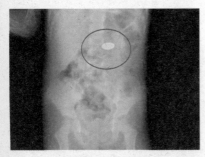

吞服了 1 枚硬币

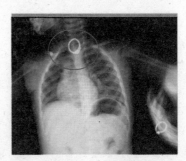

吞服了 1 枚金戒指

据某医院 2015 年上半年的统计数据显示，1—6 月份仅住院的消化道异物患儿就有 121 例。

"特别是电池，破损后均有腐蚀性，很容易引起消化道灼伤和溃疡等。"专家提醒家长，一定要加强对婴幼儿的监护，3 岁以下的孩子尽量不要离开家长的视线。不要给孩子玩硬币、玻璃珠等；婴幼儿衣服的选择以简单为主，不要太多饰物，不要给还没有危险意识的小宝宝佩戴项链、戒指、发卡等；一些细小、尖锐的可能引起伤害的物品以及包含电池的遥控器等一定要妥善放置，不要让孩子能够轻易拿到。一旦孩子发生误吞后，应立即找专科医生，不要随意乱吃东西或大幅度地活动，专科医生会根据异物的类型采取不同的方法尽快将异物取出。

【危害】

异物一旦吞下，会沿着消化道下行，由于异物硬度很强，形状各异，异物会卡在食道入口、与气管交叉的地方。有些孩子会出现恶心、窒息、咳嗽、流口水、拒食，或者因为腹痛而哭闹不安等症状，但也有约 1/3 的孩子完全没有任何症状。所以不管有没有症状，医生对那些有可疑异物史的孩子都会很重视，宁可信其有去仔细检查。有的异物如电池，在人体内时间久了，会有电解液流出来腐蚀食管引起穿孔和中毒；有的尖锐的异物刺破食管，甚至会扎破动脉，导致大出血。

一旦异物通过食管进了胃，95% 可以自行排出，大部分在 4～6 天内，时间长的要 3～4 周，导致消化道穿孔的不到 1%。误吞硬币、纽扣之类的普通的异物，预估不能自行排出的，或者有毒性、腐蚀性的，可以做胃镜取出，其余的可以等待它自行排出。在等待过程中孩子可以正常进食，也不需要吃什么泻药，家长需要观察孩子是否有异常症状，比如肚子痛、呕吐、发烧，注意大便里有没有血，同时仔细检查大便看异物是否排出。如果 3～4 周都没有排出，导致穿孔的可能性也不大，但要警惕孩子是否存在消化道畸形，比如肠憩室等，异物有时刚好掉进憩室里出不来，就需要手术取出。有些尖锐的异物容易损伤胃肠道，就相对更危险，比如铁钉、螺丝钉、别针，如果还在胃里，有条件还是应该用胃镜取出来，这些东西进了小肠再想取就只有开刀了。但并不是尖锐的东西进了小肠就一定会伤到小肠。笔者临床碰到多例吞食了 4～5 厘米长螺丝钉的孩子，甚至还有张开的别针，以为排不出，结果孩子毫发无伤地排出来了。除非预估某物不太可能排出，一旦进了小肠也可以选择等待自行排出，但等待过程中一定要密切观察孩子，比如一些比较长的钉子，在通过幽门、十二指肠、回盲部的时候就可能刺破胃肠壁，一旦有穿孔的迹象就要紧急手术。最危险的还是磁铁，曾经因为玩具里的小磁铁容易掉出来，怕孩子误吞发生危险，某玩具公司还大规模召回过。很多低廉的磁铁玩具铅含量超标，吃进去也可能导致铅中毒，所以一定要让孩子远离这些东西。胃肠穿孔会给孩子造成很大伤害，可能危及孩子的生命。即便没有发生穿孔，家长担惊受怕不说，孩子也要拍片子、做胃镜，承受这些本可以不必经历的痛苦。如果监护到位，让孩子远离这些可能被吞下的异物，绝大部分消化道异物都可以避免。在孩子还没有安全意识的时候，家长的监护和教育至关重要。相比把异物吃进肚子，更危险的是这些放进嘴里的异物直接掉进气管，导致窒息，每年都有很多孩子因气管异物死亡。

很多东西都是非常危险的，如果不及时取出，可与消化道黏膜摩擦，引起黏膜糜烂、出血甚至发生穿孔，威胁孩子的生命安全。

【原因】

幼儿活动范围变广，动手能力变强，对外界充满好奇。另外，幼儿喉部的反射性保护功能发育不完善，牙齿没有长全，咀嚼功能较差，不能完全将食物嚼碎。

【链接】这 5 个易被误吞物件要当心

第一位：电池，尤其是纽扣电池。澳大利亚就曾发生过一例女孩因吞食一枚纽扣锂电池，造成胃出血而不治身亡。

第二位：针头，尤其是缝衣针、别针。有可能造成胃穿孔，导致大出血而死亡，即使通过胃镜，有时也会因缝衣针特别滑溜，很难取出来。

第三位：硬币。它的危险性在于一瞬间，很多孩子喉管细小，一时下不去容易造成窒息身亡。

第四位：坚果以及瓜子壳。这样的异物如果一时发现不了，会比前三者更麻烦。某儿童医院收治过一个 10 岁的小女孩，她一运动就咳嗽，一次剧烈咳嗽咳出血后，家长将其送到医院，医生发现，她的肺部不知道什么时候"藏"着一个瓜子壳。

第五位：玩具零件，这个相比前四位，最难防范。2013 年 4 月份，一名 4 岁的孩子一边看电视一边玩耍，结果将玩具上的铁陀螺吞进了肚子，并卡在了食管里。辗转了 3 家医院后，才在某儿童医院通过开胸手术，取了出来。

【勿滥用药物】

有些爸爸妈妈会用催吐药，试图让宝宝把异物吐出来，但催吐不当，反而会使异物误吸入气管，严重时可能发生窒息，短时间内直接导致宝宝死亡。

不要随便使用泻药。有些家长觉得既然吐不出来，那么可以让宝宝"拉出来"，所以会给宝宝使用泻药，希望异物能快点从宝宝的肠道里排出来。这样的方法也不保险。因为异物太多样，如果是诸如钉子、牙套等带尖、带钩的异物，遇到肠管因药物作用而快速蠕动时，很可能钩到肠壁上，甚至引起肠壁穿孔，那就会带来更严重的问题。

【勿强行吞咽】

遇到鱼刺、细骨头卡在食管上时，有些家长会让宝宝强行吞咽，希望将其咽下去。

其实，鱼刺卡住时利用饭团等强行吞咽可能会造成食管穿孔，可危及生命，如果刺伤周围的动脉就更加凶险。而且强行吞咽之后会给后面的手术取出增加难度。

一般来说，如果宝宝吃的是一些小而光滑的异物，家长可以让宝宝吃些富含纤维素的食物，如韭菜、芹菜等，以促进肠道蠕动，同时加速异物排出。

如果吞下的异物不大，但是较重，如金戒指等，进入胃内以后因其过重而沉于胃的最低处，一般无法随胃蠕动进入肠道排出，时间长了可引起胃黏膜损伤、出血甚至发生穿孔，故吞金者必须及早去医院请医生帮助将其取出。

至于其他一些有腐蚀性、尖锐的异物，就一定要及时去医院，由医生帮忙取出，切莫耽搁。另外特别提醒家长们一句：现在有些宝宝会误吞电池，而电池虽然外表光滑、个头也不大，但有些电池内却有腐蚀性液体，一旦在消化道中破裂释放，给宝宝的损伤较大，所以也要尽快就医。

【处理措施】

发现宝宝吞食异物后，我们家长能做什么？

危险类异物：不建议家长自行处理，最好尽快到医院就诊治疗；

非危险类异物：可让孩子吃点麻油、纤维素比较高的蔬菜或促进胃动力的药物，加速胃肠蠕动，帮助异物排出。

【提醒】

● 钱币、钥匙等尽量不要给孩子当玩具。

● 电池、磁铁、尖锐物品都要妥善保管，放在孩子接触不到的地方。

● 宝宝吃饭的时候不要逗笑和惊吓孩子，也不要让孩子边跑边吃饭。

这些东西进眼睛了怎么办？

【原因】

日常生活中，由于儿童好奇心大、玩性强，同时自我保护、爱眼意识薄弱，容易发生眼睛内进异物的情况。

【危害】

轻者，异物滞留结膜囊或者嵌顿角膜浅层，经过及时正确处理，眼睛恢复良好，视力不受影响；重者，异物进入眼球内，甚至穿破眼球，导致眼球穿通伤甚至贯通伤，预后差，并带来一系列严重并发症，视力受影响，甚至失明，遗憾终生。

【案例】

● 明明是一名三年级学生，平时乖巧聪明。手工课上，使用502胶水时由于用力过猛，胶水溅入眼内。在场老师当机立断，立即用矿泉水大量冲洗患眼再送东莞市儿童医院就诊。由于冲洗及时，检查时502胶水大部分已经脱落，角膜上仅残存少许，经过治疗后明明眼睛并无大碍。

【预防及应急措施】

● 加强教育，告知"安全"玩耍的重要性，禁止儿童手持铅笔、筷子、竹子追逐打闹。

● 强化爱眼意识，禁止接触剪刀、螺丝刀、竹子、弓箭、注射器等锐器以及酸碱化学物品，同时家长应妥善放置一切危险物品，尽可能放在儿童不能触及的地方。

● 禁止燃放烟花爆竹，以防爆炸物、碎石等溅入眼内。

● 避免昆虫的虫体、分泌物误入眼内，一旦发生应立即清除，并就近用大量清水反复冲洗眼睛。

● 眼内进入沙尘时，可向前上方轻提上眼皮，或下拉下眼皮，往患儿眼内吹气，刺激流泪冲出沙尘；也可在光源充足的情况下试图寻找沙尘，发现后用干净的棉签或手绢轻轻沾出。

● 眼内进入的是铁屑或玻璃、瓷器类等硬物时，切忌揉搓眼睛或翻转眼皮，以免损伤角膜，告诉患儿眼球尽量不要转动，不要用手揾眼及揉眼，应立即盖上纱布到医院处理。

● 眼内进入硫酸、烧碱等具有强烈腐蚀性的化学物品时，应立即就近寻找清水冲洗患眼。冲洗时需尽量暴露患眼，用食指和拇指扒开眼皮，尽可能使眼内的腐蚀性化学物品全部冲出。若附近有一盆水，可以让孩子立即使眼睛浸入水中并不停眨眼。如果孩子太小，可以用手帮助孩子做眼皮开合的动作。

● 生石灰溅入眼睛时，一不能用手揉，二不能直接用水冲洗。因为生石灰遇水会生成碱性的熟石灰，同时产生大量热量，反而会烧伤眼睛。正确的方法是，用棉签或干净的手绢一角将生石灰粉拨出，然后再用清水反复冲洗患眼至少 15 分钟，冲洗后需立即去医院检查和治疗。

● 若是被树枝、草刺、竹刺撞伤眼球，折断端存留眼球内，或者是爆炸伤、玩弄金属器皿和石块等射出的异物溅入眼球内时，可用消毒纱布或干净手帕敷盖，不要加压，立即送医院急救，途中要避免颠簸以防加重伤势。

当心小耳朵

外耳道异物多见于儿童，儿童玩耍时喜将小物体塞入耳内，成人多为其挖耳时或外伤时遗留小物体，也可见昆虫误侵入外耳道内。

【异物种类】

外耳道异物一般可分 3 类。

● 昆虫类异物：如蚂蚁、小甲虫、蚊、蛾、蝇、螳螂、蜜蜂等可能进入耳道的小昆虫，多在夜间睡觉的情况下偶然飞入或爬入耳内，在外耳道爬行、骚动而致病。

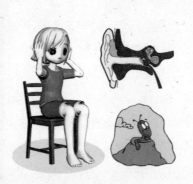

保护耳朵

● 植物类异物：如豆类、麦粒、谷粒、草茎、小果核及其他植物种子等。多因儿童年幼无知，玩耍时将异物塞入，或劳动中进入，非硬壳类种子在遇潮湿及水后其体积膨胀，可堵塞外耳道。

● 非生物类异物：如碎石块、钢珠、玻璃球、纸团、铅笔头、纽扣、小塑料玩具、断棉签、棉球等。常因不慎进入或儿童无知塞入，或因挖耳、治疗、外伤时进入耳道。此类异物如光滑，可长期停留在外耳道内而不引起注意；如有棱角或边缘锐利者，则可损伤外耳道而引起耳痛或炎症。

【危害】

小儿外耳道异物常不易被发现，多因继发感染引起耳痛，小而无刺激的非生物性异物可不引起症状，有些外耳道异物因无明显症状，可长期停留在外耳道内，逐渐被耵聍包裹而形成耵聍栓塞；异物大者，堵塞外耳道，可引起耳闷胀感、听力下降、耳鸣、耳痛。锐利尖硬异物可直接损伤外耳道、鼓膜，引起急性耳痛或听力下降；活昆虫等异物可爬行骚动，引起难以忍受的响鸣及耳痛，使患者惊恐不安，有时皮肤和鼓膜也被蜇伤，甚至引起鼓膜穿孔；豆类等植物性异物如遇水膨胀，阻塞外耳道，可引起耳闷胀感、耳痛及听力减退，并可继发外耳道炎；锐利坚硬的异物可损伤鼓膜；异物刺激外耳道、鼓膜偶可引起反射性咳嗽或眩晕。

【预防及应急措施】

● 发现有异物入耳，应到医院取出，不要自行盲目挖取，以免损伤外耳道皮肤及鼓膜或将异物推向深处。异物取出后，外耳道应保持干燥与清洁，避免感染。

● 戒除挖耳习惯，以免断棉签、火柴棒等物遗留耳内。加强对小孩的看护，教育小孩不要将细小物体放入耳内。野外活动时，应加强防护，以防昆虫入耳。

鼻炎？或许是鼻腔异物惹的祸

鼻腔异物是指鼻腔内存在外来物质，包括非生物异物如纽扣、纽扣电池、玻璃珠、石块等。植物类异物如花生米、豆类、果核、瓜子等。动物类异物如昆虫、水蛭、蛔虫等。该病好发于儿童，玩耍时自己或他人将豆类、果核、纸团、塑料玩具等塞入鼻腔，事后自己难于取出，造成鼻腔异物。

【案例】

● 2015 年，东莞市儿童医院耳鼻咽喉科接诊一位 3 岁的小患者，他被同伴将塑料珠子塞入鼻腔。检查后发现珠子在鼻腔深部，取出比较困难，且强行操作，可能导致珠子通过咽部，掉入气管，引起窒息风险，最后通过采取全身麻醉插管的方法，顺利取出鼻腔异物。

● 2016 年某天傍晚，一位家长抱着 3 岁左右的小女孩，冲进了东莞市儿童医院耳鼻喉科诊室。"医生，快，我姑娘鼻腔里面放进了一个玻璃珠子！"耳鼻咽喉科医生通过检查发现玻璃珠位于左侧鼻腔前段，于是通过一个特制

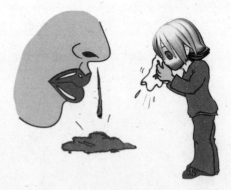

保护鼻子

的钩子伸入珠子后面，将珠子从鼻腔钩出。

● 2016 年 4 月，东莞市儿童医院耳鼻咽喉科接诊了这样的一

位小患者，左侧鼻腔反复流脓涕，有臭味 1 个月。曾在当地诊所就诊，诊断为鼻炎，经口服药物治疗，效果不太理想。接诊后医生检查发现，左侧鼻腔见较多脓性分泌物，将脓吸干净后发现一小段木棍。将木棍取出后，配合抗生素、滴鼻药物治疗 3 天后症状好转。

【原因】

小朋友生性好动，好奇心强，鼻腔异物 90% 以上发生于 2 ~ 4 岁儿童。

【危害】

● 鼻腔异物视异物大小、形状、类型、性质而异，主要症状为单侧鼻塞，脓性鼻涕，带有臭气或血腥味。

● 长期鼻腔异物可并发鼻中隔穿孔、下鼻甲坏死、鼻窦炎及鼻结石。

● 小儿长期鼻腔异物还可因慢性失血引起贫血和营养不良，可引起贫血症状，如面色苍白、周身乏力、易疲劳、多汗等。

● 长期鼻腔异物，异物腐败或刺激鼻腔黏膜，造成鼻黏膜充血、水肿，加上细菌感染，导致分泌物变脓性，并发出腥臭味。

● 更危险的是鼻腔异物会经后鼻腔掉入喉、气管、支气管，造成肺部感染，或者阻塞气管引起窒息死亡。

【预防及应急措施】

监护人应照看好孩子，尽量避免孩子接触如黄豆、花生大小的异物。稍大点儿的孩子可以加强教育，让其明白不能将异物放入鼻腔内。

若儿童自行或他人将异物放入后，因遗忘或因怕责骂导致鼻腔异物残留，会表现为单侧鼻腔流涕、鼻塞、异味等；若异物为纽扣电池，因化学物质的渗出，易导致鼻腔黏膜的损伤，引起鼻腔黏膜溃烂、鼻中隔穿孔等较严重的并发症；若异物为球形，禁忌使用镊子夹取，避免异物进入鼻腔深处，一般采取钩子绕到异物后面，将其钩出；若异物位于鼻腔深处，一般采取全身麻醉下取出，避免在取异物过程中，异物掉入气管，导致严重并发症。如果能在短时间内处理，并顺利取出异物，效果良好。

出现鼻腔异物，建议立即送医，交由专业医护人员来处置。送医过程中避免哭闹、蹦跳，采取头低位，避免异物进入深处，甚至进入气管，导致严重并发症。不可责备小孩，以免小孩哭闹，加大处理难度。

化学伤害

东西是不可以随便吃的

除了有毒植物和动物引起的中毒之外，误食有毒化学物质也是引起儿童中毒的一大杀手。现代生活充斥着各种各样的化学物质，如各种药物、酒精、灭鼠灭虫药、农药、清洁剂、有机溶剂等，这些平时生活中常见、常用的物品一旦被儿童误食，就会危及儿童生命，造成悲剧。

【案例】

● 2015 年 3 月，3 岁的小浩嘴馋把家里老人的降压药硝苯地平当糖吃，还吃了不少，不到半个小时，小浩就出现了面色发白、手足冰凉、冒汗、抽搐等症状，被家属紧急送往东莞市儿童医院救治，就诊过程中一度血压为零，心跳、呼吸停止，经过艰难的抢救和细心的治疗，最终痊愈出院。同期，某市儿童医院收治一名 2 岁女童，因误服降压药硝苯地平，抢救无效死亡。

● 2016 年 4 月，8 岁的女童误把家里的白酒当饮料喝，喝完后昏迷不醒，全身冰凉，被家属紧急送往东莞市儿童医院救治，经检查患儿已出现昏迷、低血糖等酒精中毒表现。经过积极抢救治疗患儿于 1 天后苏醒，最终痊愈出院。

● 2 岁的小婷婷活泼可爱，非常喜欢吃香香脆脆的公仔面。婷婷独自一人在家门口玩耍时，看到垃圾桶旁边有一包公仔面，于是拿起公仔面就往嘴里塞。那是邻居用于灭鼠的面食，其中混有老鼠药（毒鼠强），幸好小婷婷吃毒公仔面被及时发现，随即被送往东莞市儿童医院抢救治疗。由于摄入鼠药量少，送往医院及时，避免了并发抽搐、昏迷、休克、心力衰竭等急性功能障碍的严重后果，经治疗后痊愈出院。

【原因】

● 儿童的味觉处在不断发育中，又想要认识新鲜事物，所有东西都想放进嘴里尝一尝。一旦错尝有毒物质，就会发生悲剧。

● 儿童好奇心重，但自控力和识别危险的能力差。在孩子眼中，颜色鲜艳的毒谷（灭鼠药）、糖衣包着的各种药物就像好吃的糖果，装在瓶瓶罐罐里的烈酒、农药、灯油就像好喝的可乐，极具诱惑。

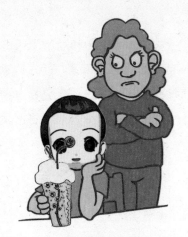

预防食物中毒

● 部分有毒物质颜色鲜艳，或包装得像糖果等食物，容易吸引孩子的注意力。

● 部分有毒物质带有甜味，容易吸引孩子。

● 毒物、药物的包装瓶设计简单，孩子轻易就能打开。

● 家属缺乏安全意识，有毒物质、药物随处放，孩子触手可及。

【预防】

● 幼儿园、小学要增设饮食安全教育，让孩子们懂得分辨哪些东西有害不能随便饮用，让其在不确定的情况下向家长寻求帮助。

●　家长等监护人要做好儿童饮食安全教育，不能随便饮用不认识的东西，对大人能饮用而禁止孩子饮用的东西，如酒类，要耐心加以解释，消除孩子的好奇心。

●　家长要告诉孩子药品危险。告诉孩子药品是什么，并解释为什么需要服药。尤其要注意，不要为了让他们服药而哄骗说药品是糖果或吃起来像糖果。

●　家长有责任保管好家里的药物。成人药物一定要妥善放置，让孩子接触不到，特别是家人有一些慢性病，如高血压、糖尿病、心脏病等，千万不要嫌麻烦而随意摆放药品，每次服药之后要保管好药物。

●　家里的有毒物质如农药、清洁剂以及药物应该单独摆放在儿童无法触及的地方，必要时上锁，避免儿童接触。

●　呼吁厂家对所有毒物采用儿童安全包装，如使用安全瓶盖等，即使儿童接触了，也无法轻易开启。

【链接】看看别人怎么做

●　美国：美国对儿童用药的包装十分重视，除了在色彩上迎合儿童心理，提高患儿的依从性，更重要的是，在药品包装上还采取了防儿童开启的安全措施。如美国早在 1970 年就立法强制执行药品儿童安全包装，美国研究显示，1964 年至 1992 年之间，5 岁以下儿童中毒的人数降低了一半，这是由于采取了相应措施以限制年幼儿童接触药物的结果。

●　全球儿童安全组织（Safe Kids Worldwide-China）：发布《2015 儿童用药安全报告》（以下简称《报告》）。《报告》数据显示：在儿童误服的药品中，心血管类药品在 3 年中保持列入前三位。同时，63% 的受访家庭的祖父辈患有慢性疾病需要长期服药，71% 的祖父辈参与了孙辈的给药。因此，让祖父辈参与儿童用药安全的行动，是儿童药物误服必不可少的预防措施。《报告》提出儿童用药安全四大行为要点：

（1）药品放置：高而远。家里药品放置要高而远，让儿童看不到也摸不到，切勿随意放在桌柜上、枕边或儿童容易拿到的抽屉。

（2）服药行为：不在孩子面前服用，由于儿童喜欢模仿成人行为，如果家长在他们面前吃药，就可能引起其模仿。家长也不要让孩子帮忙取药，要教育儿童不应自行取服药品，否则十分危险。平时喂小儿吃药时，不要把药说成是糖果，应该告诉他们正确的药名与用途。否则，他们会误以为所服药品真是糖果，可能随时想吃。

（3）嘱咐给药：写下服药剂量与时间，确保给药说明明显而清晰。

（4）紧急情况：让家属了解急救信息和急救处理方式。如知道紧急联系的电话，一旦发生误服、过量服用药物，或者是孩子突然出现不同寻常的症状，应第一时间就医。需要注意的是，家长应该了解什么情况下可以帮孩子催吐，要知道有些情况下是不可催吐的，一旦催吐可能导致更严重的伤害。

气味不对？要警惕

呼吸道吸入是引起中毒的另外一大重要途径，各种有毒气体经由呼吸道吸入、进食有毒物质时误吸均可导致吸入性中毒。

【案例】

● 2015 年冬天，小梓一家人像平常一样在客厅看电视，7 岁的小梓独自一人关着门在卫生间洗澡。突然从卫生间传来一声巨响，家人叫小梓开门不应，好不容易破门而入，一股浓浓的煤气味呛入口鼻，小梓昏倒在地。家人急送小梓到医院救治，诊断为"煤气中毒"，经高浓度吸氧、高压氧康复等治疗，一周后痊愈出院。

● 2015 年的某个夜晚，家住出租屋的唐先生独自一人出门买东西，留下年幼的 3 个孩子在家里看电视。当他回家时，发现家里起火，浓烟密布，消防员赶到现场后灭了火，救出了唐氏三姐弟，3 个孩子已经昏迷不醒，120 急救中心急送 3 个孩子到东莞市儿童医院抢救，综合治疗后，两个姐姐痊愈出院，弟弟则遗留神经系统后遗症。

【原因】

● 环境中存在不少有毒气体，如泄漏的煤气、农药及杀虫剂气雾、地窖中的二氧化碳、火灾中的烟尘等，儿童常常不自觉地暴露于有毒气体当中。

● 儿童的识别能力及应变能力差，当暴露于有毒气体中时不懂识别，不懂应变，容易造成严重伤害。

【危害】

中毒多呈"闪电式"，儿童往往来不及反应就已中毒，除毒物本身的毒性外，呼吸道吸入还常常引起肺炎、窒息，严重时可致死致残，其中以煤气中毒最为常见。

【预防】

● 幼儿园、小学要增设煤气中毒及火灾自救课程，让孩子们懂得煤气泄漏时要及时脱离环境，火灾发生时要怎样保护自己、怎样逃生。

● 存在有毒气体泄漏危险的环境应明确标示，并设专人引导，避免儿童进入。

● 家中煤气管道要经常检查，出门要检查煤气开关是否关闭，保持环境通风。

● 浴室应安装强排型热水器。

● 家长应教导儿童自己洗澡时浴室门不要反锁，如感觉不适要及时呼救，家长也要加强询问。

● 火灾发生时注意帮儿童用湿毛巾保护气道。

● 家长对儿童加强环境安全教育，如刚刚喷洒农药的果园不能进，长期未开启的地窖不能进，看到环卫工人在喷洒杀虫剂时要避开，闻到特殊气味且感到身体不适时要迅速离开当前环境等。

这些植物别碰，更别吃！

植物性食物中毒一般是因误食有毒植物或有毒的植物种子，或烹调加工方法不当，没有把植物中的有毒物质去掉而引起。最常见的植物性食物中毒为菜豆中毒、毒蘑菇中毒；可引起死亡的植物有毒蘑菇、马铃薯、曼陀罗、银杏、苦杏仁、桐油等。

【案例】

● 2013 年 4 月 5 日下午，有 12 人去东莞市长安镇莲花山游玩，在山上采了不少白蘑菇。晚上 8 时下山后将采来的白蘑菇食用，次日 10 时左右，多人出现腹痛、头晕，立即到附近医院救治，有 4 人经抢救无效死亡。

● 2016 年 5 月 1 日，11 岁的婷婷和小伙伴去后山的空地玩，发现有一棵长得像芋头的野山芋长在路旁，便一起拔出，并捡柴火在火上烤来吃，结果吃到一半，出现腹痛、口唇肿胀、呕吐等中毒症状，被家人发现急送到东莞市儿童医院，行催吐、洗胃、补液、抗过敏等治疗，治疗 3 天，治愈出院。

【原因】

儿童生性好奇，喜欢模仿，喜欢将各种物品放进嘴里尝试，尤其学龄前儿童喜欢玩过家家，喜欢玩炒菜做饭游戏，但辨别能力不强，容易误食有毒植物，而且儿童肝肾功能不全，出现误服后发生中毒的概率较大。

● 儿童大都喜欢室外自然环境，对花花草草喜欢亲密接触，遇到花草直接用手摘，用嘴咬。有毒植物的根、茎、叶、花、果仁等有毒物质通过直接接触皮肤、口腔黏膜、消化道、呼吸道侵犯机体，造成中毒或过敏。如蓖麻籽外表很讨人喜欢，小儿生服 3 ~ 5 颗即可致死。

● 儿童辨别能力不强，缺乏生活常识及经验，而且很多有毒植物外表与可食用植物外表相近。

不可乱吃有毒植物

● 儿童模仿能力强，喜欢看大人日常煮饭做菜，更喜欢自己亲自尝试。

● 很多有毒的植物被当作观赏性植物种植在路旁、小区、公园甚至室内，与儿童的活动范围有很大的交叉，如夹竹桃、野山芋、桐树、滴水观音、苦楝树等。

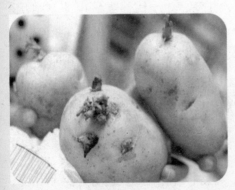

发芽土豆

● 植物毒素成分复杂，可造成身体各个脏器的损伤，如不同蘑菇有不同的神经精神毒素、胃肠毒素、溶血毒素、肝肾毒素，而且大部分毒素没有相应的解毒药物，会增加抢救的困难。

● 有些食物因变质或处理不当变成有毒食品，如发芽土豆、霉变甘蔗、烂白薯、未经处理的木薯、未熟的腌菜、四季豆等。

【预防及应急措施】

● 平时加强对小儿看护及教育，教会小儿分辨不同的植物，尤其是有毒的植物，不要以身试毒。对不熟悉的植物不要亲密接触。

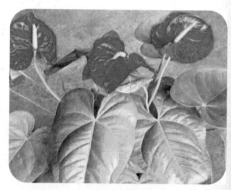

有毒植物

● 只吃那些人们熟悉的、经常食用的植物，不要采食不认识的蘑菇、野菜和野果，不食用变质、未经处理好的食物。

● 园林部门最好选择无毒植物在公共场所种植。若种植有毒植物，最好设置警告提示，告诫路人，避免接触。

● 有小孩的家庭最好不要种植有毒的观赏性植物，如一品红、马蹄莲等。

● 有毒植物大都味道酸苦怪异，气味难闻，对于这些植物应避而远之。

动物伤害

别靠近它，有毒！

我们所生存的环境中存在着不少具有毒性的动物，小儿生性好奇贪玩，辨别能力不强，有毒动物抓伤、咬伤对小儿的伤害不容小觑。蜈蚣、毒蛇、蜥蜴、蝎子、蜘蛛、壁虎、蟾蜍、黄蜂、水蛭（蚂蟥）等是日常生活中常见的有毒动物。夏季是毒虫、毒蛇、毒蜂等活跃的时期，在户外活动，如在公园、郊外散步、玩耍时要注意。另外，还要当心动物咬伤，如疯狗、野猫、老鼠等，遇到这些动物要远离，不要招惹它们。

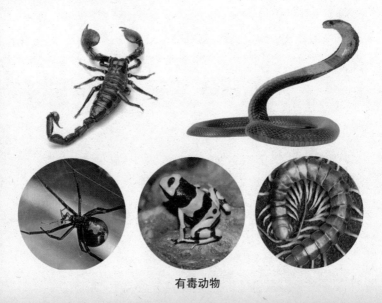

有毒动物

【案例】

● 2014年9月3日19时许，6岁的小月带着家里养的宠物蛇出去玩，小蛇被装在一个长方形的玻璃盒子里，小月打开了玻璃盒的盖子，把右手伸了进去，小月右手的中指被蛇咬了一口。半个小时后，小月的整个右小臂都肿胀发紫了，被家人发现后急送医院抢救，注射抗毒血清才保住了性命。事后小月的妈妈说，这条咬伤孩子的蛇是孩子的爸爸半年前去外地旅游时在山上捡的，拿回家就一直当宠物养着，根本没想到蛇是有毒的。

● 2015年6月1日，8岁的小丽和她的小伙伴在草丛里玩耍，小腿被一只小蜘蛛咬了一口，当时也没在意，结果小腿很快肿起了个包，疼痛得不能走路，被家人发现后急送医院抢救，行手术切开排脓，住院进行抗过敏等治疗后治愈出院。

● 2016年3月，王某带着13岁大的儿子在海鲜馆吃饭，为了尝个新鲜，点了一道河豚炖汤，结果，父子双双中毒，被送往医院在重症监护室抢救了10多天才治愈出院。

【原因】

● 儿童大都喜欢室外自然环境，像树林、草丛、池塘等，但其中很有可能存在有毒动物。

● 儿童生性好奇贪玩，辨别能力不强，防范意识不强，看到小动物会想要摸一摸、抱一抱，殊不知有些有毒动物会对他们造成致命伤害。

● 在野外场所休息时，没有留意身边的环境。

● 为了一饱口福，尝试食用有毒动物。

【预防】

● 平时加强对小儿的看护和教育，教会小儿分辨不同的动物，尤其是有毒的动物，不要和动物亲密接触。

● 加强对小儿的宣教，避免去树林、草丛、池塘等可能存在有毒动物的环境中。

● 在户外活动时应注意，如在公园、郊外散步、玩耍时一定要当心，遇到有毒动物要远离，不要招惹它们。

● 野外出游时，最好穿长袖衣裤、高筒鞋袜，并戴上帽子。

● 家庭中不要将有毒动物作为宠物饲养。外出旅游时所谓的"珍奇动物"不要随便带回家。

● 不要为了一饱口福，尝试食用有毒动物。加强宣教，不要尝试食用来历不明的所谓的"鲜味"，防止误食。

● 加强宠物、食品安全监管，禁止有毒动物作为宠物贩卖和进餐馆。

● 对各基层医疗行业人员进行有毒动物中毒的相关处理的培训。

【应急措施】

如果被有毒动物伤到了该怎么办呢？下面介绍几种常见的被有毒动物咬伤后的急救方法：

● 被蜘蛛咬伤的急救：如果伤口在手臂上或者在腿上，可以用绷带绑在伤口处的上方，以减慢甚至停止毒液的蔓延。要确保绷带不要绑得太紧，因为太紧会阻碍手臂或者大腿的血液循环。在伤口处敷上一块冰凉的敷布。可以使用蘸上冰水的布，也可以在布里面加上冰块。对于被"黑寡妇"咬伤的患者，应对其使用抗毒素药物。而对于被棕色遁蛛咬伤的患者，一般应使用皮质类固醇对患者进行治疗。

● 被毒虫叮咬后的急救：被毒蚊毒虫叮咬可将随身携带的清凉油、风油精或红花油反复涂搽患处。如有三棱针，也可先点刺放血，挤出黄水毒汁后再涂以上药品，效果更佳。如被蝎子、马蜂、蜜蜂等蜇伤，一定要先用锋利的针将伤处刺透，挤压肿块，将毒汁与毒水尽量挤干净，然后用碱水洗伤口，或涂上肥皂水、小苏打水或氨水。也可将阿司匹林两片研磨成粉末，用凉水调成糊状涂患处。此外，在民间验方中也有用葱叶、葱头或大蒜捣成泥状，涂患处，或用新鲜乳汁反复滴涂于蜇伤部位，或用新鲜仙人掌洗净去刺、捣烂如泥涂于伤处，这些均有杀菌止痒、解毒止痛、消肿的作用。

● 蜂蜇伤的急救：被蜂蜇伤后，其毒针会留在皮肤内，首先拔出刺入皮下的毒针，立即用浓盐水洗患处，可止痛、消肿、去毒，再涂10%氨水止痛，也可用身边的中草药，如马齿苋、夏枯草、野菊花叶等，任选一种捣烂，敷患处可止痛。如果身边暂时没有药物，可用肥皂水充分洗患处，然后再涂些食醋或柠檬。万一发生休克，在通知急救中心或去医院的途中，要注意保持呼吸道畅通，并进行人工呼吸、心脏按压等急救处理。

● 红蚂蚁咬伤后的急救：红蚂蚁唾液为酸性，它分泌出的蚁酸对皮肤有强烈的刺激，被它咬过的皮肤常常会红肿刺痒。一旦发现被红蚂蚁咬伤，可用肥皂水或3%～10%的氨水、5%～10%碳酸氢钠溶液反复擦拭伤处。

● 鱼胆中毒的急救：病人卧床安静休息，专人看护，多饮水，低蛋白、低盐饮食。如有水肿，可暂时限盐、限水。重者需速送医院抢救。

● 老鼠咬伤的急救：立即用清水冲洗伤口，并及时将伤口内的污血挤出，再用双氧水消毒。经初步处理后，应到医院就诊。

宠物不能太亲近

2016 年 1 月，跨年之夜刚过去，某小区内，一只德国黑贝宠物犬在小区绿地接连袭击多人，导致 6 人被咬伤，一名六旬老人受惊摔倒致腰椎骨折。孩子们喜欢和宠物狗、猫等各种小动物亲密接触，如果不小心把它们惹怒了，就容易被咬伤。被携带狂犬病毒的动物咬伤后，如果没有及时正确处理的话，病毒容易在孩子的体内扩散，严重者将危及生命。狂犬病毒生命力极强，人们普遍易感染。由于狂犬病目前还没有有效的治疗方法，一旦发病死亡率几乎为100%，因此提高人们对该病的认识，对防止该病的发生至关重要。

【原因】

由于儿童身材较矮小，狂犬极易咬伤儿童面部、颈部及上肢，这些部位离中枢神经系统较近，再加上狂犬病毒在儿童血液中的浓度比成人要高出许多倍，与成人比较，儿童狂犬病的发病率相对较高，所以儿童尤其要注意狂犬病的预防。另外，在一些地区，可能会接触到野生动物，如猴、果子狸、鼬獾等，狂犬病毒也可以在这些野生动物之间互相传播，所以大家平时遇到野生动物咬人或者被抓伤的时候，也都要高度警惕。

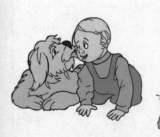

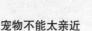

宠物不能太亲近

【预防及应急措施】

儿童一旦被动物咬伤、抓伤，应及时采取以下措施：

● 及时正确处理伤口。及时处理伤口是防止发病的关键，时间越早，危险性越小。正确的处理方式是先将伤口挤压出血，并用浓肥皂水反复冲洗伤口，至少半小时；再用大量清水冲洗，冲洗完毕后，可用碘酒消毒，涂在伤口部位。如果伤口污染严重，应积极预防感染。

● 孩子被动物咬伤后，不管伤势是否严重，家长都应立即带孩子到传染病专科医院或相应的医疗机构注射狂犬疫苗。

首次注射疫苗的最佳时间是被咬伤后的 48 小时内。如果因诸多因素而未能及时注射疫苗，应本着"早注射比迟注射好，迟注射比不注射好"的原则使用狂犬疫苗。

● 建议每 10 年注射一次破伤风疫苗，如果上一次疫苗注射是在 5 年以前，而且这次伤口比较深又比较脏，建议再注射一次破伤风疫苗加强针。

毒蛇咬伤

野地、草地、山林是蛇经常出没的地方。而小孩生性好动，每到野外活动，喜欢东奔西跑，一不小心就被蛇咬伤，无论蛇是否有毒，都需要及时处理，预防更大伤害。那么，被蛇咬伤怎么处理呢？

【急救措施】

● 千万不要慌张，不要到处乱跑，尽量不要乱动，如果必须转移的话，幅度不要太大。

● 应判断是否为毒蛇咬伤。通常伤口上有两个较大和较深的牙痕，才可判断为毒蛇咬伤，应先拨打 120 急救电话请求急救；若无牙痕，并在 20 分钟内没有局部疼痛、肿胀、麻木和无力等症状，则多为无毒蛇咬伤。

● 蛇毒在 3～5 分钟内就可迅速进入体内，应尽早阻断静脉血向心脏回流。简单的办法是在伤口向心脏方向 3～5 厘米处用绳子、绷带甚至布条结扎。每 15 分钟放松 1 分钟，以免机体缺血坏死。

● 用清水冲洗伤口，使用生理盐水或高锰酸钾液冲洗效果更好，检查伤口的时候发现有毒牙残留在里面，一定要及时拔出来。

● 在 120 急救车还没有赶到之前，在冲洗伤口后，用消过毒或清洁的刀片，在牙痕中心做"十"字形切口，切口不适宜太深，到皮下能排出毒液就可以了。

● 有条件的话也可以用拔火罐抽吸伤口，紧急情况下可以用嘴吸出，但必须保证口腔无破损，吐出毒液后必须充分漱口，以免救人者中毒。

● 尽量减少伤者的行动，并迅速送附近的医院救治，保障生命安全。

【分类和症状】

一般而言，被毒蛇咬伤10～20分钟后，其症状才会逐渐呈现。病人出现症状的快慢及轻重与毒蛇种类有明显的关系，大致可从以下3大类进行判断：

● 神经毒型：主要"元凶"有金环蛇、银环蛇及海蛇等，毒液主要作用于神经系统。伤口局部出现麻木，丧失知觉或仅有轻微痒感，红肿不明显，出血不多，约在被咬半小时后出现头昏、嗜睡、恶心、呕吐及乏力。神经毒吸收快，危险性大，如抢救不及时病人可迅速死亡。

● 血液毒型：主要"元凶"有竹叶青蛇、蝰蛇和龟壳花蛇等，毒液主要影响血液及循环系统，伤口剧痛，流血不止。伤口周围的皮肤常伴有水泡或血泡，皮下瘀斑，组织坏死，严重时全身广泛性出血。病人可伴头痛、恶心、呕吐及腹泻、关节疼痛和高热。

● 混合型：主要"元凶"有蝮蛇和眼镜蛇等，其毒液具有神经毒和血液毒的两种特性。从局部伤口看类似血液毒致伤，如局部红肿、瘀斑、血泡、组织坏死及淋巴结炎等，从全身来看，又类似神经毒致伤。此类病人死亡原因仍以神经毒为主。

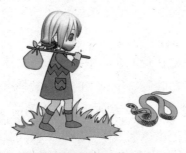

野外游玩要防蛇

蜱虫咬伤

王奶奶像往常一样，带着孙子盼盼来到公园草地里健身。当晚在家中洗澡时，家人在盼盼脖子后面发现有个脏东西，准备帮孩子擦拭掉，谁知仔细一看，居然是只会动的虫子。家人赶紧把盼盼带到医院，经医生检查发现，虫子的头部和脚已深深埋进盼盼的头皮，且头皮局部红肿，考虑是蜱虫咬伤。

蜱虫遍布世界各地，有些地区称其为"草爬子"，是仅次于蚊子的第二种最常见的传播疾病的媒介生物。蜱虫本身并不会对人体造成多么严重的伤害，蜱虫主要以吸取动物的血液为生，体内会携带多种来自动物的病毒。如果携带这些病毒的蜱虫咬了人，患者就会感染某些病毒从而引发重大疾病。

【处理措施】

一旦被蜱虫咬伤也不必过于恐慌，只要及早发现并及时到医院进行合理的治疗，绝大多数不会危及生命。如果不慎被蜱虫叮咬，千万不要硬去拉拽，以防蜱虫口器折断留在皮肤内产生继发的皮肤损害。被蜱虫咬时不能立刻将其打死，应该把它吹走，否则毒素释放，危害更大。

以下办法可以参考：

● 如发现蜱虫附在身上，可用医疗酒精涂抹，把蜱虫麻痹，同时也消毒；用镊子夹除硬蜱虫，夹时不要夹蜱虫的腹部，这样会把有害物质挤进自己的体内，要夹住它身体的前部分，越靠前越好；外拔的时候要注意把虫体翻起来，腹面朝上，慢慢地往外拔。

如果在野外没有条件，可以用烟头去烫蜱虫身体，蜱虫被烫后就会自己掉落下来，再用尖头镊子取出蜱虫，也可在蜱虫旁点蚊香，把蜱虫"麻醉"后取出。

● 及时去医院取出（医生会在伤口周围消毒，再在伤口上打麻醉用来麻醉蜱虫，等蜱虫完全麻醉再用镊子轻松夹出）。

● 蜱虫将头钻入皮肤内时其头有倒钩会越拉越紧，如自行取出方法不当容易将头留在皮肤内引发感染，再去医院取头极为麻烦。

● 蜱虫取出后要用碘酒或酒精做局部消毒处理，并随时观察身体状况，如出现发热、叮咬部位发炎破溃及红斑等症状，要及时就诊。出现全身中毒症状（淋巴结肿大、发热）时，必须马上就医。

【预防】

蜱虫主要栖息在森林、灌木丛、草丛以及山地的泥土中，有的寄生在动物身上。蜱虫吸血时常会附着在人的头皮、腰部、腋窝、腹股沟及脚踝下方等部位。因此，到树林及草丛等蜱虫活动区域从事野外劳动和郊游活动时，出行前需准备好医疗用酒精（随身携带）、尖端较细的医用镊子（去野外时携带）、花露水或万花油等驱虫剂（去野外前涂于皮肤裸露处）、硫黄皂（保持个人卫生）、帽子（避免蜱虫落在头皮上）、防护服（以能扎紧袖口、领口和裤脚等处为必需）。

从事野外劳动和郊游活动时，要注意把裤口、袖口、领口扎紧，尽可能穿长裤和高腰鞋，外露部位可用驱虫药涂抹。离开这些地方时同伴之间要互相检查身上是否有蜱虫叮咬。要避免在草地长时间坐卧，对露营的帐篷和衣服最好用杀虫剂浸泡洗涤。避免接触牲畜及流浪狗、猫，家养宠物可采取定期药浴、清洗的方法预防蜱虫叮咬。

如何防治蜈蚣、蝎子咬伤

1. 蜈蚣

蜈蚣又称百肢、天龙。它多生活于腐木石隙或荒芜阴湿的地方，昼伏夜出，我国南方较多。它分泌的毒汁含有组织胺和溶血蛋白。当被它咬伤时，其毒汁通过它的爪尖端，注入人体而中毒。蜈蚣咬伤多发生在炎热天气，被咬部位红肿、疼痛、水疱、坏死及淋巴结、淋巴管炎，同时发热、恶心、呕吐、头痛、头晕、昏迷及休克等。

蜈蚣喜欢阴暗潮湿的地方，家庭预防时，应注意保持室内的清洁与干燥，可在墙角喷一些消毒液或杀虫剂。

被蜈蚣咬伤后，局部红肿、疼痛，或有红丝出现；严重的可有全身症状，如头痛、头晕、呕吐、发热以及肢体麻木等。一旦被蜈蚣蜇咬，不要试图将毒液挤出，用力挤压会使血液循环加快，从而导致毒液扩散，引起伤口肿胀。

【处理措施】

● 蜈蚣的毒液呈酸性，咬伤后，应该在伤肢上端 2 ~ 3 厘米处，用布带扎紧，每 15 分钟放松 1 ~ 2 分钟，伤口周围可用冰敷，切开伤处皮肤，用抽吸器或拔火罐等吸出毒液，然后立即用碱性溶液（3% 医用氨水、5% ~ 10% 碳酸氢钠液或肥皂水）反复多次冲洗伤口，以中和酸性的毒液。蜈蚣咬伤的痕迹是一对小孔，毒液就是顺小孔流入的，所以一定要用碱性水反复冲洗，忌用碘酊或酸性药物冲洗或涂搽伤口。

● 伤口冲洗后，可选用以下治疗方法：取新鲜蒲公英、半边莲、鱼腥草、薄荷叶、鲜桑叶、扁豆叶、七叶一枝花、马齿苋、鲜芋尖、番薯等中草药，选一至数种，洗净捣烂外敷患处，有止痛、止痒、消肿的作用。

● 经上述处理后，应及时送医院治疗。

2.蝎子

蝎子属蜘蛛纲，蝎子蜇刺人时，由毒腺分泌毒液进入人体，迅速引起一系列中毒反应。

【表现】

被刺局部的中心里面存有一根毒刺，周围红肿灼热，有的可见水疱，甚至组织坏死，伴麻木、疼痛或感觉异常。附近的淋巴管有炎症反应并向上蔓延，局部淋巴结肿大。

全身中毒表现可有头痛、头昏、嗜睡。脑神经功能障碍者双眼畏光、视力模糊、眼球转动不灵，舌呈收缩强直状，咽肌失控，可以导致呼吸困难甚至呼吸停止。全身中毒危重者呈昏迷状态，也可能发生急性肺水肿、呼吸衰竭、循环衰竭。

【处理措施】

蝎子的毒呈酸性，可以用碱性肥皂水（别用香皂）、苏打水、3% 医用氨水涂在伤口处。如果有蛇药的话，用温开水化开抹在伤口上，没药也可用泡开的冷茶叶（碱性）敷上。在伤肢上端 2 ~ 3

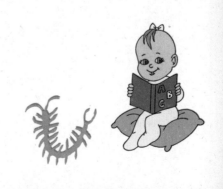

防止毒虫咬伤

厘米处，用布带扎紧，每15分钟放松1～2分钟，伤口周围可用冰敷，切开伤处皮肤，用抽吸器或拔火罐等吸出毒液，并选用高锰酸钾液、石灰水冲洗伤口。处理后应及时到医院治疗。

第四篇
其他伤害

关注儿童心理健康

在儿童的成长中，往往心理伤害比肉体伤害更严重、持续时间更长。因为心理上的伤害是对儿童自尊心的破坏。有些孩子性格内向，如果受到心理伤害，就会整天郁郁寡欢，烦躁不安，时间长了容易得抑郁症等心理疾病；而对于外向的孩子而言，如果他们心理上经常受到伤害，就会以攻击性、报复性、破坏性、恶作剧等心理问题行为来向外界发泄内心的不满。

【案例】

● "我的儿子不愿和我交流，"一位妈妈哭诉，"他整天把自己关在房间里，不和我说话，不愿去上学，问什么都不答。他爸爸没工作在家，整天上网玩游戏不管他。实在没办法，我对孩子说，"你不愿说出来就写信给我吧。"

孩子写给妈妈的信是这样的："我上一年级就得了抑郁症，上三年级时得了孤独症，没有朋友，没人理我。爸爸天天只知道看电脑打游戏，叫他的时候他嫌我烦就要打我，说我还不如死了好。妈妈鼓励我，让我去学习，可这是假的，她不爱我。我曾拿刀想杀了自己，但又不敢。"

● "7岁的小女孩儿，怎么总是想偷听大人说话呢？而且执拗反叛，偏偏在陌生人或亲戚朋友越多的场合表现越明显，甚至歇斯底里大喊大叫，是不是有病啊？"有位妈妈急切地问医生。看看这个小女孩，长相很漂亮，也很聪明，医生为了减少孩子的戒备，说："我们玩个游戏，画个画好不好？"孩子很乐意，也很合作，很快一幅很漂亮的画画好了：画里有个宫殿，宫殿里有个小女孩穿着公主裙开心地笑着，她的周围摆放着很多礼物盒。最后女孩在自己的画作上写下了自己的名字，还写上某月某日。医生问这个日期是什么日期？女孩说："是我的生日，我每年生日的时候爸爸都会给我买很多礼物。"后来和孩子的母亲谈到孩子画画的情况，她母亲说："我已和她爸爸离婚多年，她爸爸也已经组建了新的家庭，这两年一次都没来看过她！但她总是想听我们大人讲话，想打听她爸爸的消息。"

● 一个男孩，12岁了，不肯去上学，妈妈来寻求帮助。在引导妈妈慢慢平静下来的诉说中我们了解了其中的原因。原来，在男孩5岁时的一个早上，爸爸像平常一样送他去幼儿园，回来的路上突然心肌梗死去世了，男孩在家等到很晚都不肯睡，说要等爸爸回来。妈妈去年又患上了白血病，所幸的是治疗效果很好，但男孩就是不信，一定要时时刻刻守在妈妈身边，唯恐又失去了妈妈。

【原因】

造成孩子心理伤害的原因有很多，总结上述案例可看到一个共同的特点：家庭教育环境的缺陷，包括家庭暴力、语言伤害、陪伴缺失、父母离异、创伤后应激疏导不当等。

【表现】

● 自卑：家庭暴力包括语言上的暴力，即语言伤害。长期挨打或挨骂的孩子，会有一种被抛弃感，安全感缺失。有的家长打了孩子，还硬要孩子"认错"，以此表明孩子是接受教育了。事实上，这样做只能加剧孩子的排他倾向。表面上看，孩子似乎是依照家长的要求去做了，实际上，他的抵触情绪很大。在被打之后，他会不知所措，惶惶不安，久而久之，孩子会变得越来越自卑。每个孩子都有自尊，经常挨打的孩子，自尊心受到伤害，产生自卑，极容易走上自暴自弃之路。家庭离异的孩子，离异后大人常沉浸在自己的婚姻失败之中，或过于繁忙，无暇给孩子温暖和爱护，缺乏对孩子的心灵陪伴，离异后儿童心理上会产生被遗弃感，加上监护者限制前配偶探望子女，对孩子隐瞒情况或谎称对方情况，造成孩子缺乏自信，产生自卑心理。

● 无助：有的家长打骂过孩子后，心痛后悔，反过来又去抚摸孩子挨打的痛处，甚至抱着孩子痛哭，并加倍给孩子以物质上的补偿。这种情况，在开始时孩子会感到莫名其妙，但是时间一久，他也就习以为常了。经常挨打的孩子，会感到孤独无援。

● 暴躁：由于孩子模仿性很强，在家里父母打骂他，到外面他就打别的孩子，尤其是比他小的孩子。这种粗暴的性格一旦形成，长大后，孩子就会有暴力倾向。家长打孩子，其实是给孩子做了坏榜样。父母粗暴高压，会导致本来性格倔强的孩子产生反抗意识、对立情绪，进而变得性情暴躁，行为粗野，甚至形成攻击型人格，对别人施暴，难以建立良好的人际关系。

● 孤独：经常挨打的孩子，会感到孤独无援。尤其是父母当众打孩子，更会使孩子的自尊心受到伤害，他往往会怀疑自己的能力，会自感"低人一等"和压抑，认为老师和小朋友都看不起自己而抬不起头来。这样的孩子往往不愿意与家长和老师交流，不愿意和小朋友一起玩，性格上也显得孤僻。

● 撒谎：有的家长一旦发现孩子做错事就打，久而久之，孩子为了避免皮肉之苦，能瞒则瞒，能骗就骗，因为对孩子来说，骗过了一次，就可以减少一次"灾难"。可是孩子说的谎话，往往站不住脚，很容易被家长发现。为了惩罚孩子说谎，家长的态度会更加强硬；而为了逃避挨打，孩子下一次做错事后更会说谎，这样就形成了恶性循环。

● 懦弱：如果孩子经常挨打，时间长了，孩子一看到家长，就会感到害怕，不敢接近。因此，不管父母要他做什么，也不管父母的话是对是错，他都只会乖乖服从。在这种不良的绝对服从环境下成长的孩子，常常容易自卑、懦弱。这样的孩子往往唯命是从，精神压抑，学习被动。这为他将来走向社会埋下了一颗"懦弱"的种子！

● 固执：有的家长动不动就打孩子，不但伤害了孩子的自尊心，还使他们产生对立情绪和逆反心理。有的孩子用故意捣乱来表示无声的反抗，你要他往东，他偏要往西，存心让家长生气。还有的孩子，父母越打越不认错，越打犟劲越大。有的孩子常常用离家出走、逃学来与家长对抗，变得越来越固执。

● 恐惧：如案例中男孩失去爸爸后，一定要时时刻刻守在妈妈身边，唯恐又失去妈妈。

【预防】

1.避免家庭暴力，包括语言上的暴力（语言伤害）

● 家长要严律自身。如果孩子做错了，家长告诉他不要犯这种错误。那么家长一定要严格要求自己也不要犯这种错误。如果孩子指出了家长什么地方做得不对，家长不要用"你是孩子，我是家长"的话来压他，你要让他知道，每个人都是平等的，不是孩子不可以犯错误，也不是当了父母就可以随便家庭暴力的。

● 好孩子多夸奖。同是一件事情，不同的说法就会有不同的效果。好孩子是夸出来的，在他做对了的时候，多鼓励他，他下次就会做得更好。因为在他的心里被夸奖是一种骄傲。反之，如果家长总是只会批评他或者做对了也不说，他会认为我做什么都是一样的，父母心里也不在乎我，久而久之干了坏事也不足为奇。

2. 建立良好的人际关系，搭建起与孩子心灵沟通的桥梁

● 树立正确的人生观。父母是孩子的第一任老师，做父母的一定要给孩子树立一个正确的人生观，不要总是去抱怨社会不好，厌恶别人哪点比自己强，更多的是要鼓励孩子爱上生活，友善对待身边的人。

● 关注学校教育。儿童的模仿性强，易于受周围人言行举止的影响，家庭要与学校配合，对儿童进行道德品质教育，培养他们爱劳动、爱集体的品德与作风，养成诚实、坦白、坚强、勇敢的心性和开朗豁达的性格。

● 孩子从小要爱。什么是爱？好吃的？好喝的？不，这都不是。爱是关怀，是他能真正感受到你永远在陪伴着他，他不孤独，不害怕面对那些他认为困难的事情。

● 培养情商。如果他给你一个惊喜，那么你一定要发自内心地给他一个吻，告诉他你真的很感动。有个孩子给妈妈买了一份生日礼物，妈妈漠不关心，也没有表情。孩子长大之后变成了一个呆板的人。他不懂得如何对别人表达自己的爱和关心。所以要用真心去爱你的孩子，让他变成一个高情商的人。

3. 创造孩子成长的健康环境，父母需要正确关爱和保护孩子

● 不采用托管式母爱。母亲是很重要的角色，她让孩子来到了这个世界，孩子就把母亲当成了自己的依赖。有的母亲或许是因为工作忙，让孩子的奶奶或外婆来帮自己带孩子，下班也没有时间与孩子多交流。看着孩子什么都正常就觉得很欣慰了。实际上孩子更多地渴望得到父母给的爱，这种爱与隔辈人之间的溺爱是不同的，如果长时间让孩子离开母亲，孩子的心里从小就会有一个概念："因为我不重要，所以妈妈都不管我。"所以每个母亲再忙，晚上的时间

一定要自己带孩子，多跟孩子沟通，让孩子感觉到他是被重视的。

● 爱而不溺。关注孩子的每一个行为，发现孩子言语里有低落或者消极的态度时，父母一定要多跟孩子聊天，了解孩子所害怕的是什么，知道他所不敢面对的是什么，然后从这两个点出发，解决孩子的心理问题，才能有效地防止这些心理问题转变为心理疾病。

4. 及早发现和及时纠正一些精神障碍

儿童时期的神经功能失调，通常是从个别症状开始的，如性格突然改变、睡眠障碍等，家长和老师要多留意孩子的语言、行为和心理是否突然出现明显异常，发现孩子出现异常语言和行为等情况，应与孩子多交流，情况没有缓解时应带孩子到正规的专科医院进行心理咨询和治疗。

【治疗】

对儿童心理问题和精神疾病的治疗主要包括心理咨询、心理治疗、药物治疗、康复训练、教育行为治疗等。对于病情较轻的孩子，一般采取心理咨询、心理治疗加康复训练，通过谈话交流等形式，帮孩子打开心结。如果孩子病情较重，出现绝食、体重急速下降、严重睡眠障碍、情绪障碍或明显的破坏性行为等，就要及时送医院，必要时配合药物治疗。很多家长很抵触对孩子心理疾病用药物治疗，担心药物的副作用会影响孩子的生长发育。其实不然，虽然每种药物都有其一定的副作用，但自 20 世纪 90 年代开始，精神疾病药物有了很大的发展。许多新药药效更好，副作用更少，用起来更安全。在对儿童进行药物治疗时，一般都会从较小的剂量开始，慢慢增加用药量，争取用"最小有效剂量"控制住病情，在治疗中，多主张单一用药，药量也会根据病程进展不断调整。

愿每一位孩子都健康成长，也希望所有人都能远离心理疾病！

向暴力说不

近年来，全国各地曝出多起 14 岁以下女童遭遇性侵事件，触目惊心！据美国国家失踪及受虐儿童中心（NCMEC）统计：美国有 1/5 的女孩和 1/10 的男孩在 18 岁以前遭受过性侵！而我国的调查数据显示：2014 年全年被媒体曝光的性侵儿童（14 岁以下）案件数量高达 503 起，2015 年全年媒体公开曝光的案例 340 起。虽然同比数据下降了 33%，但从近期性侵儿童的报道来看，孩子缺乏自我保护意识，甚至遭遇性侵后，往往也不敢说。所以，儿童遭遇性侵的案件远比我们知道的要多，而事实上，儿童遭遇性侵的概率并不比碰到交通事故低，防性侵教育与交通安全教育同样重要。

【案例】

● 2015 年，江西一名 59 岁小学男教师猥亵女学生，致其下体红肿；

● 某地一名 13 岁女童遭邻居诱奸 2 年，曾 1 个月被强奸 10 余次，拒绝就被打；

● 湖南一名 12 岁少女被 74 岁老人性侵后产子。

【原因】

● 父母监护缺失。

● 父母对性侵认识不够，预防意识不强，认识误区多，对孩子的教育缺失。

● 孩子缺乏自我保护意识。

【误区】

● 男孩不可能遇到性侵害。事实上，男孩女孩都可能受到性侵害。我国法律规定，如果男孩被强奸，法律会按猥亵罪论处，判3～5年有期徒刑；如果女孩被强奸，罪犯最高可被判死刑。

● 孩子小不会遇到性侵害。事实上，性侵害可能发生在任何年龄的孩子，甚至几个月大的婴儿身上。据统计，12岁以下的儿童中，4岁孩子被侵害的情况最为严重。

● 性侵孩子的罪犯大多是陌生人。事实上，性侵害孩子的人，大多不是陌生人。据统计，在2015年公开报道的性侵儿童案例中，熟人犯罪占70.59%。

● 性侵者会使用暴力手段。事实上，性侵者不一定会使用暴力，很多时候，他们会利用贿赂、诱骗、关爱等作为手段。

● 不和孩子讨论性侵话题。事实上，应该让孩子明白，在生活中，确实存在着可能伤害他们的人。在孩子9岁左右，父母就可以开始给孩子讲解相关法律了。

【预防】

1. 父母尽其监护责任

● 尽量不把孩子交给他人照看，对照看孩子的人要绝对了解。

● 无论多忙，都细心留意孩子的异常反应，一旦发现，妈妈应在给孩子洗澡时不露声色地检查孩子的下身及内衣裤。

● 幼童是最易被性侵的群体，防性侵教育应从2岁时做起。

● 防性侵教育是持续性的，要反复讲很多次，还要不时考考他们。

2. 教会孩子保护自己

幼儿园阶段：需要告诉孩子，如果有人摸了你的背心和裤衩覆盖的地方，你要回来告诉爸爸妈妈。

小学阶段：告诉孩子背心、裤衩遮盖的部位是隐私部位，不可以随便让人看和碰。

● 告诉孩子如果有人把你带到一个僻静的地方，脱掉你的衣服，要触摸你的身体，这种情况下要勇敢拒绝，用适当的方法应对。

● 告诉孩子如何安全保护自己，如果没法反抗，实在逃不掉的时候，先默默地记住对方的长相特点，以保护自己生命为第一。.

【表现】

如果孩子出现以下行为，表示他很有可能遇到性侵害：

● 突然出现带有性特征的行为，如想要触摸自己或其他人的身体的欲望。

● 突然出现恐惧感，害怕来访的某个人或者害怕参加某项定期活动，强烈不愿被人打扰、不愿与人交朋友，也不愿被某个人关注。

● 性格突然发生变化，从特别安静变得非常好动或者从非常喜欢外出变得孤僻、安静。

● 在行为上，明显表现出对他人的愤怒和侵犯。

● 睡眠失衡，如比平常睡得更多或更难入睡，锁上卧室的门。

● 纵火或者突然喜欢玩火。

● 画特别的画。

● 饮食突然没有规律，吃得过多或太少。

● 留意任何性侵害造成的生理上的变化。

3. 遇到性侵后怎么办?

- 务必第一时间报警、就医。
- 注意保存好孩子受害时的衣物证据，不要马上让孩子洗澡。
- 不要寻求私下和解赔偿。施害者得不到制裁，将会有更多孩子受伤害。
- 案件处理过程中，对孩子的隐私进行保护。
- 安抚孩子，告诉他们：这不是你的错，我们都爱你!
- 必要时可求助心理医生，确保孩子能够摆脱心理阴影。

【链接】国外儿童防性侵经验参考

英国小朋友必须知道的 10 件事情:

- 平安成长比成功更重要。
- 背心短裤覆盖的地方，不许别人摸。
- 生命第一，财产第二。
- 小秘密要告诉妈妈。
- 不喝陌生人的饮料，不吃陌生人的糖果。
- 不跟陌生人讲话。
- 遇到危险可以打破玻璃，破坏家具。
- 遇到危险可以自己先跑。
- 不保守坏人的秘密。
- 坏人可以骗。

校园暴力伤害

校园暴力，主要指学龄期（7～18岁）青少年与同学之间发生的斗殴、性侵、敲诈财物等暴力行为。近年来，中小学暴力事件频繁发生，2015—2016年，仅2年时间，媒体就报道了超过75起校园暴力事件。这些事件给学生的身体和心理都带来了严重的伤害。

【案例】

● 2015年6月10日，福州永泰县一名初三男生遭同班同学3人围殴，造成脾脏出血严重，手术切除脾脏。此前已被同学欺凌4年之久。

● 2015年6月21日，14岁女生陈某因与受害人小英（女，化名）发生口角纠纷，遂伙同其他4名女生在一巷道内对受害人进行殴打，并脱掉其上衣拍照后上传网络。

● 2016年4月22日，15岁学生马某纠集某镇中学4名学生，尾随放学回家的14岁小学生熊某并胁迫其到偏僻处，5人轮流对其掌掴。同时，让围观者拍下现场视频，并将视频传至微信朋友圈，随后该视频被转发扩散。

【原因】

● 同学矛盾及日常摩擦，占54.29%。

● 抢劫勒索。

● 情感纠纷。

【表现】

● 校园暴力包括以下行为：

（1）骂：辱骂、中伤、讥讽、贬抑受害者。

（2）打：打架、斗殴。

（3）毁：损坏受害者的书本、衣物等个人财产。

（4）吓：恐吓、威胁、逼迫受害者做其不愿做的事。

（5）传：网上传播谣言，人身攻击。

● 如果出现以下迹象，表示孩子可能遭受校园暴力：

（1）身体有伤痕：孩子身体表面无故出现瘀伤、抓伤等人为伤痕，很可能是遭受暴力。如果孩子大热天常穿长衣、长裤，可能是想遮掩伤痕。

（2）个人物品丢失或损坏：如果孩子的鞋子、首饰、文具等个人物品经常丢失或破损，就要留心了。

（3）如厕习惯改变：孩子非得回家才上厕所，学校厕所很可能成为暴力场所。

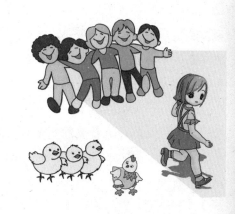

防暴力

（4）自尊心受挫：孩子回到家常带着伤心、沮丧情绪，很可能在学校受到言语诽谤等精神方面的伤害。

（5）自我伤害倾向：孩子任何形式的自我伤害甚至自杀行为，家长都要高度重视。

（6）不愿上学：孩子非常不想上学，甚至逃学、装病请假，可能是在学校被人排挤、欺负。

(7) 睡眠问题：失眠、噩梦、尿床等问题也是孩子遭受暴力侵害的表现之一。

【预防】

● 孩子方面

①交友谨慎：穿戴用品尽量低调，不要太过招摇；不要到处得罪人。

②结伴同行：上、下学尽可能不要一个人，不要走僻静的道路，按时回家。

③避免冲突：在学校别主动找事，一旦发生事端及时找老师解决。

● 家长方面

①建立好亲子关系，让孩子觉得家是他们的依靠，无论犯错还是被欺负都勇于与家长沟通。

②孩子遇事，家长不能只顾着教训孩子。

③父母要与老师保持联系，主动了解孩子在学校的情况。

● 如果遭受校园暴力，怎么办？

①拖延时间：沉着冷静，采取迂回战术，尽可能拖延时间。

②呼救求助：必要时向路人呼救，用异常动作吸引周围人注意。

③安全第一：人身安全永远第一位，不要意气用事。

④缓解气氛：顺从对方的话，找出可插入的话题，缓解气氛，分散对方注意力，获取信任，争取时间。

不要伤害自己

2014 年中国教育蓝皮书《中国教育发展报告（2014）》中指出，我国有 3000 万青少年处于心理亚健康状态，每年至少有 20 万青少年因心理问题而丧失生命，是世界上青少年自杀死亡人数最多的国家。自杀，已经成为中国青少年人群的头号死因。

【案例】

● 2015 年 4 月 3 日，滁州一名六年级小学生留下一纸遗书："我不喜欢上学，妈妈姐姐爸爸你们要坚强地活下去"后，从 16 楼坠下身亡，给家人带来莫大悲痛。

● 成都某小学五年级学生，因朗读比赛时说话被老师留下体罚，并逼写 1000 字检查，并称"写不完就去跳楼"，最后孩子选择跳楼身亡。孩子语文书上写着："老师我做不到，跳楼时我好几次都缩回来了"。

● 嘉峪关市酒钢三中南校区一名高三学生王某学习成绩好，有可能考入重点大学，有美好的人生前景，可他却在被 3 名同学殴打后从 15 层楼跳下，结束了他年轻的生命。

【原因】

● 自身特点：青少年心理脆弱，以自我为中心，处理问题的方式不成熟，当遇到家庭、学业、人际关系等挫折的时候容易产生失望、无助、沮丧、愤怒、恐惧等负面情绪，因为个性、自尊心及其他因素的影响，又未能及时向外界求助，容易选择自杀作为解决困难的手段。

● 外界原因：

（1）现行教育体制下，应试教育模式造成的学业压力。

（2）家庭管教方式不当带来的亲子关系沟通不良。

（3）人际关系困难，如在学校中被孤立、不良的师生关系。

（4）抑郁障碍等疾病困扰。

（5）突然性的遭遇，如女孩受到性侵、遭遇家庭暴力或虐待等。

（6）为故意引起父母、他人注意而实施自杀。

（7）我国的学校、家庭缺乏挫折教育和心理健康教育，导致青少年普遍心理素质差，应对压力和危机的能力低下，所以在面对困难时，容易采用极端的手段来应对。

【预防】

● 家长应该怎么做？

（1）减轻孩子的各种压力。超负荷的应试教育、盲目追求名校名次，都会对孩子的正常身心健康发展造成不良影响，容易形成青少年的"亚健康"状态。

（2）多关心孩子的人际关系发展，帮助其处理人际关系问题，化解因外在原因导致孩子自我评价过低而造成的不良心理暗示。

（3）注意观察孩子的情绪变化。当孩子出现情绪低落的时候，要多陪伴孩子，多用生活中阳光积极的一面来影响孩子。要避免孩子接触社会上负面的信息，这些负面信息容易对孩子形成暗示性或者诱导性

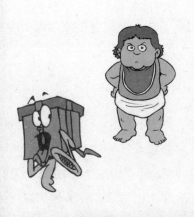

防抑郁

的影响。

（4）如果发现孩子有抑郁症的倾向，一定要带孩子去医院的心理科看心理医生，心理医生会运用专业诊断，发现孩子疾病的程度，同时医生可以辅助开具抗抑郁的药物，帮助治疗孩子，无疑对防止自杀或者抑郁症的进一步的发展是非常有帮助的。切勿讳疾忌医，耽误了孩子的最佳治疗时期。

● 学校应该怎么做？

（1）积极开展生命教育与挫折教育，增强青少年的内心能量，帮助青少年更好地了解自我，提高青少年的心理健康素质及应对危机的能力。

（2）在学校设立心理辅导老师，帮助青少年建立正确的人生观，协助其培养健全的生活态度。同时，对有自杀可能的青少年高危人群进行危机干预。

儿童走失被拐

近年来，失踪儿童事件备受关注，中国每年的失踪儿童很多。在"宝贝回家寻子公益网站"上有一组数据：在发布的 1 万余条宝贝寻家信息中，找到的不到 900 人。这些失踪儿童中有一半以上是被拐、被抢，还有一部分是自己走失的。孩子对于一个家庭而言，是最最珍贵的，这些失踪儿童，无论是安全找回、无法找回还是遇害，对一个家庭来说都是致命的打击！所以，如何预防儿童走失被拐，应该引起每个家长乃至全社会的高度重视！

【案例】

● 2015 年 10 月 3 日，扬州 7 岁女童随家人到亲戚家参加婚礼时失踪，曾有目击者看到女孩被一戴头盔男子抱上电动车带走，其家人向警方报案，10 月 6 日傍晚，经公安机关广泛搜索，在河边发现失踪女童尸体，证实被害。

● 2015 年 10 月 10 日，天津郊区的平房区，年仅一岁半的小女孩同邻居小朋友在屋外玩耍，妈妈在屋里洗菜。仅离开妈妈视线 10 分钟，小女孩就不见了。寻找无果，家人随即报警，不幸的是，5 天后救援人员在离小女孩家 300 米左右的一条小河里发现了她的尸体。面对这一噩耗，妈妈悲痛欲绝。

● 刘女士带着两岁半的外甥小杰去超市，走到超市后门，小杰要玩"摇摇车"。孩子的姨妈让孩子自己一个人玩"摇摇车"，自己独自去了超市。30 分钟后，她返回发现，小杰丢了。报警后查看监控视频显示，小杰被一位女青年顺手"牵走"了。

【原因】

- 作为监护人的家长疏忽大意。
- 孩子年幼、安全意识薄弱、辨别能力不强。
- 防范教育不到位。

【预防】

- 家长

（1）带孩子外出时，要随时保证孩子在视线范围内。

（2）不要带孩子到人迹罕至的地方，以防孩子走失无法求救。

（3）尽量不要带孩子到人员复杂拥挤的场所，以免孩子因拥挤走失被拐。

（4）聘请保姆时，一定要查清其真实身份并掌握相关资料。

（5）千万不要让陌生人照看孩子，即使时间很短。

（6）一定要亲自按时到幼儿园或学校接送孩子，防止犯罪分子乘虚而入。

（7）给孩子佩戴有家庭相关信息的物品。

（8）婴幼儿的家长外出时尽量使用婴儿专用背带，孩子坐手推车时要系好安全带。

（9）可以适当选购一些防孩子走丢的产品。

- 要教会孩子以下内容

（1）教会孩子背诵家庭电话号码、所住城市和小区名、家庭成员的名字。

（2）教会孩子遇事拨打 110 求助；教会孩子辨认警察、军人、保安等穿制服人员，教育孩子一旦在商场、超市、公园等公共场所与父母走失，马上找穿制服的工作人员。

（3）告诉孩子不要到荒凉偏僻的地方玩耍。

（4）告诉孩子不要接受陌生人给的东西，也不要答应他们的邀请，没有家长的嘱托，不要接受其他人的接送。

【链接】看看美国防儿童走失的四道关是怎么做的

● 1983 年，美国政府将 5 月 25 日定为"国家失踪儿童日"，并出台了《失踪儿童援助法案》，该法案呼吁在全美范围内建立失踪儿童免费报警热线以及全美失踪儿童信息汇总和甄别中心。这成为把住儿童走失的第一道关。

● 1984 年，美国执法机关、联邦调查局设立"全国失踪与受虐儿童服务中心"，并开通多种语言全天候救助热线，力求在最短的时间内营救被拐骗儿童，成为把住儿童走失的第二道关。

● 20 世纪 80 年代后期，沃尔玛超市开始启用"儿童安全警报系统"。如果家长发现孩子在超市走失，可立即求助此系统，系统启动后，超市的出入口将全部封闭，工作人员会开始全面搜寻孩子，若 10 分钟内无法找到孩子，警方会立即介入。此后，美国超市、商场、医院、博物馆、休息站等公共场所都开始采用该系统，成为把住儿童走失的第三道关。

● 1996 年 1 月 13 日，随着 9 岁的安博在骑车时被绑架撕票后，很快，一款名叫"安博警报（Amber Alarm）"的失踪儿童警报系统诞生，至今广泛用于美国 50 个州，覆盖全球 18 个国家。它利用美国紧急警报系统，通过商业广播电台、卫星电台、电视台以及电子邮件、电子路牌、短信等方式广泛发布警报信息。这一方式成为把住儿童走失的第四道关。

第五篇
化险为夷助成长
——急救及预防

小儿外伤的急救方法

因小儿天性好动，并缺乏自我保护意识，所以发生外伤十分常见。发生外伤后，因小儿不能明确表达部位和程度，所以诊治比较困难，在小儿发生外伤时父母不能只看到小儿一般的皮肤损伤，更要细心观察，注意排除骨折、脑外伤或内脏破裂出血等情况，如怀疑有异常，应及时去医院诊断和治疗。

一、引起损伤的原因

● 家庭中一些常见的物品：如电风扇、门窗、刀片、小刀、凸出的家具、墙角等，都是引起小儿外伤的高危因素。

● 孩子从凳子上、床上、窗口等处坠地，也是引起小儿外伤的常见原因。

● 车祸：城市较农村多见。小儿因搭坐成人自行车后座，不慎将脚伸入钢丝车轮，也可造成挫伤或骨折。

● 参加体育活动时缺乏应有的指导，也是造成小儿外伤的原因。牵拉幼儿上肢，造成桡骨头半脱位并不少见。

二、及时处理

一旦孩子不慎受伤，在身边没有专业医生的情况下，身为父母的你知道如何正确处理伤口吗？如果手边没有急救工具，你清楚自己应该怎样做吗？

没有多少家庭会预备全套的急救设备，就算准备了一套放在家里，也不能说明你真的知道如何处理孩子遭受的意外伤害。

最近的一项调查显示，大多数家用急救箱并不具备处理儿童伤口的全部工具，而且大部分人在使用急救箱前根本不仔细阅读说明书。

专家强调，当孩子意外受伤，应尽量缩短等待接受治疗的时间，防止伤口情况恶化。因此，了解如何迅速采取急救措施比什么都重要。

家里应该准备哪些急救用品？如何正确使用？当手边缺少必要的急救工具时，如何巧用日常生活用品处理孩子的伤口？关于这些问题，最新的专业建议现在就奉上。

1. 分清楚损伤的类型

● 挫伤是指软组织损伤，多见于四肢和头部。挫伤后皮肤留有青紫块，这是因为受伤后皮下血管破裂、出血所致，常表现为疼痛和肿胀。如出血较多积聚于软组织内，即可逐渐形成血肿。

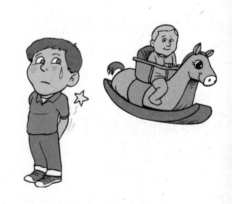

● 裂伤是指皮肤、皮下组织有裂口。小儿跌跤时往往头部先着地，或撞于台角上，因此裂伤中以头皮裂伤最为多见，其次

小儿外伤要及时处理

可见于面部及四肢等部位，头皮裂伤后往往出血较多。

● 骨折、关节脱位，骨折多见于四肢。常因跌倒或高处坠地造成。骨折引起骨膜及骨膜下血管破裂致内出血，因此局部肿胀明显。与伤筋、挫伤不同，骨折或关节脱位时肢体活动明显受限。若骨折两端有错位时，则可呈现局部畸形。锁骨骨折或桡骨头半脱位的小儿，常拒绝举起患肢。

● 大块皮肤撕裂伤多因交通事故引起，多见于四肢，小腿、足部大块皮肤撕脱可呈脱袜状，常伴有筋膜肌肉挤压或撕脱，有时有骨折或内脏损伤。

● 颅脑和内脏损伤，轻型的脑外伤指脑震荡或有颅骨骨折，伤后可出现短暂的意识丧失，伴有头痛、头晕、呕吐等。婴儿表现为烦躁不安。较严重的是指脑挫裂伤、脑干损伤或颅内出血，有呕吐、昏迷、抽搐和瞳孔改变。有时伤后初期可无昏迷，隔数小时后才出现嗜睡或昏迷，如不及时抢救，可危及生命。腹部内脏损伤常见有肝脏、脾脏破裂，肠穿孔或肾挫伤。常伴有休克、腹膜炎等症状。肾脏挫伤可见肉眼血尿或显微镜下检查尿中有少量红细胞。

2. 治疗

第一任务是排除心、肺、腹、颅脑损伤，这些是致命的。仔细观察小儿的精神状态变化，呼吸有无急促，胸腹部有无异常疼痛，有无头痛、头晕、呕吐等，如怀疑有这些损伤，及时到医院就诊，排除了这些重要脏器损伤，再考虑处理其余损伤。

● 小的挫伤一般不需治疗能自愈。如皮肤小范围的青紫不用进行任何治疗，经过 1 ~ 2 周，青紫处可转为淡黄色，然后呈完全正常皮肤而自愈。对皮肤表皮擦伤，创面用生理盐水清洗，涂上红汞，并保持创面干燥，能较快愈合。如血肿范围较广时，可用消瘀散外敷，以促进其吸收。必要时可用止血药或抗生素，预防继发感染。自行车钢丝圈所轧的足踝部之挫伤，因局部血供较差，往往需要到医院就诊，进行较长时间的预防感染治疗才能愈合。

● 割伤或裂伤

轻微割伤或裂伤：如果你手边没有创可贴，处理轻微割伤的最佳方法就是让伤口自行痊愈。用湿纸巾或者流动的清水轻轻地将伤口周围擦洗干净即可。不推荐使用消毒纸巾，因为有些纸巾内含有的消毒成分药性强烈，易造成皮肤过敏。没有湿纸巾的情况下，用婴儿纸巾也可以。如有创可贴，清创后予创可贴覆盖创面。

严重型：用消毒棉或布按住伤口止血，直至血液不再流出，然后换一块干净的消毒棉或布将伤口包牢。如伤口较深或流血较多或伤在四肢，在对伤口进行基本处理后仍有大量出血，可考虑行止血带（可用长布条代替）止血处理，在肢体近端，上肢在上臂中、上1/3处，下肢在大腿中上1/3处，加压绑上止血带，使血运最大限度减少流向受伤肢体，减少出血，挽救生命，但止血带时间不能过长，避免肢体坏死，一般每小时需要放松15分钟。然后立刻到医院接受更专业的处理和治疗。

● 扭伤或拉伤后如果怀疑小儿有骨折或脱位，家长应让小儿肢体保持适当的体位，予以小夹板（如无，可用硬纸板代替）固定怀疑骨折部位，应包括上下关节，以防错位。例如前臂损伤，在肘关节可以弯曲的情况下，应将受伤的前臂用小夹板固定，并用绷带或枕巾悬在身体前面。将前臂置于绷带中央，抬平于胸前，然后将绷带的两端拉至颈后打结。固定好手臂后应立刻看急诊。

专科医院治疗小儿骨折大部分在X线透视下复位，石膏固定后保守治疗，部分需手术切开复位。石膏固定要注意是否因骨折部位的继续肿胀而显得越来越紧，如石膏固定太紧可致患肢远端缺血、缺氧，引起后遗症。此时可表现为肢体远端肿胀、皮肤苍白、皮肤温度低、动脉搏动摸不到，应及时去医院就诊。石膏固定后2～3天内应复诊，可进行X线透视，了解骨折断端对位、对线是否良好，如位置不正，可及时纠正，拖延时间太久，会影响治疗效果，失去闭合复位的机会。严重者需进行手术复位，以免造成不必要的痛苦和麻烦。如果发生关节脱位，按一定专业手法复位即可见效。

● 烧伤或烫伤：烧伤通常由干热物质造成，如明火、高温电器设备；烫伤则由湿热物质造成，如蒸汽和开水。因烧伤和烫伤形成的伤口极容易感染，处理患处时应先用冷水冰敷患处至少 10 分钟，然后再用保鲜膜包裹患处或将烫伤药膏均匀地涂于患处。如果烫伤或烧伤的面积大于一张邮票大小，且伤者为孩子，应该及时安排就医。

● 大块皮肤撕脱伤需急诊入院治疗，并注射破伤风抗毒素。

3. 预防

● 不要给小儿玩弄刀片、小刀、刀剪等物品，以防锐利器械误伤。

● 家中的家具、墙角凸出部位应做好安全防护措施。门窗、楼梯口装防护木栅栏。

● 对较大儿童应进行交通安全教育，不要乱穿马路。小儿搭坐成人自行车，应在自行车钢圈外安装防护罩。

● 有桡骨头半脱位史的小儿，应避免牵拉上肢。

关键时刻"起死回生"

儿童意外伤害防不胜防，掌握现场急救的一般方法，可以为生命赢得救治的时间，帮助受害儿童脱离险境。现场急救主要包括基础生命支持和针对病因的现场急救方法。

一、基础生命支持（CPR）

不管发生任何意外，当受害儿童出现呼吸、循环、意识障碍时，需迅速启动急救生存链。急救生存链有 4 个步骤：①及早识别心搏骤停，并及时打 120 急救电话，让救护车快速到达；②第一目击者及早施行心肺复苏；③及早施行电击除颤；④医务人员及早赶到，进行气管插管等高级生命支持。

要抢救生命，这 4 个环节缺一不可，但当医务人员还没赶到现场的时候，现场目击者的急救非常重要，现场目击者的急救操作要注意以下几个步骤。

1.判断

● 判断现场的周围环境是否安全：救人前必须具备安全意识。

● 判断病人意识是否昏迷：大声呼唤、拍打病人双肩，凑近耳旁大声呼唤"喂！你怎么啦？"。如认识可直呼其名，观察病人是否有睁眼反应，如对呼唤无反应，还可用指甲掐其人中，如均无反应，则确定为昏迷。

● 判断自主呼吸是否消失：在掐人中的同时快速判断病人是否有呼吸，10 秒完成。

● 判断病人心跳是否停止：触摸颈动脉搏动（颈动脉在喉结旁2～3厘米），且触摸单侧，力度适中，用10秒时间触摸进行快速判断。

2. 呼救与摆放体位

呼救后，迅速将病人摆放成仰卧位，直接放在地面（就地）或硬床板上。

3. 开始徒手心肺复苏（CAB）

● 拨打120急救电话：如确定病人意识丧失，应立即高声呼救，并让人去拨打120急救电话。

● 胸外心脏按压：在病人胸骨正中线的中、下1/3段交界处，

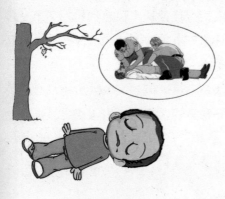

学会心肺复苏术

左右两手重叠，十指交叉扣压在一起，最好采用跪姿，双膝平病人肩部，垂直向下按压，将胸骨按下至少5厘米，按照每分钟至少100次的频率，先压30下，并大声数出来。

● 徒手开放气道：先清理口腔，将病人的头侧向一边，用手指探入口腔内清除分泌物及异物，然后再将其仰头提颏，保持病人头后仰。

● 口对口人工呼吸（对自主意识丧失者）：保持呼吸道畅通是人工呼吸的重要前提，捏紧病人两侧鼻翼，堵住鼻孔，防止漏气，抢救者的嘴巴尽量张大，包住病人的嘴吹气，病人的嘴应略张开，5秒钟内连吹两口气，但每次吹气之间要松开鼻翼，离开嘴唇，让

病人出气。

4. 持续不断地抢救并评估

胸外按压与人工呼吸按 30∶2 反复交替（双人操作可按 15∶2），每做完 5 个周期（双人操作时每 2 分钟）检查评估一次，直至复苏成功或者救护车到达。

二、针对病因的现场急救方法

1. 烧（烫）伤

● 迅速脱离现场并给予散热，尽快消除致伤原因。

● 首先将孩子身上的火扑灭，但孩子还可能被焖烧的衣物继续灼伤，此时应除去衣物。千万不要抱着孩子奔跑、呼喊，也不要用双手去扑打灭火，以免引起抢救者头部、呼吸道、双手烧伤。

● 用冷水浸泡的方法冷却伤口，以减少烧伤深度，四肢小面积烧伤可将肢体浸入冰水或冷水中约半小时即可止痛（注意大面积烧伤有引起低体温的危险，避免用冰或将患处浸入冰水中）。

● 如为酸碱等化学烧伤应迅速脱去浸有酸碱的衣服后用大量清水冲洗。

● 用干净的衣物保护烧伤部位。

● 保持患儿体温，避免出现低体温。

● 在未对烧伤部位做准确评估前，不要涂抗生素油膏或乳膏。

● 如果遇到柏油烧伤，先冷却伤口，但不要试图去除柏油，否则可能造成皮肤撕脱，而应该用矿物油溶解法将其去除。

● 电烧伤患儿应小心将其脱离电源，注意保护自己不要触电。

● 如果必要，进行心肺复苏。

2. 电击伤

● 截断电源，关上插座上的开关或拔除插头。如果够不着插座开关，就关上总开关。切勿试图关上哪件电器用具的开关，因为可能正是该开关漏电。

● 若无法关上开关，可站在绝缘物上，如一叠厚报纸、塑料布、木板之类，用扫帚或木椅等将伤者拨离电源，或用绳子、裤子或任何干布条绕过伤者腋下或腿部，把伤者拖离电源。切勿用手接触伤者，也不要用潮湿的工具或金属物质把伤者拨开，更不要使用潮湿的物件拖动伤者。

● 如果伤者呼吸心跳停止，开始人工呼吸和胸外心脏按压。切记不能给触电的人注射强心针。若伤者昏迷，则将其身体放置成卧式。

● 若伤者曾经昏迷、身体遭遇烧伤，或感到不适，必须打电话叫救护车，或立即送伤者到医院急救。

● 高空出现触电事故时，应立即切断电源，把伤者抬到附近平坦的地方，立即对伤者进行急救。

● 现场抢救触电者的原则：迅速、就地、准确、坚持。迅速：争分夺秒使触电者脱离电源。就地：在现场附近就地抢救，病人有意识后就近送医院抢救。从触电时算起，5 分钟以内及时抢救，救生率 90% 左右。10 分钟以内抢救，救生率 6.15%。准确：人工呼吸的动作必须准确。坚持：只要有百万分之一的希望就要尽百分之百的努力进行抢救。

3. 异物

● 气道异物

(1) 婴儿气道异物：对存在气道异物阻塞的婴儿，无论意识清醒与否，都应联合使用拍背和胸部按压法清除异物。使患儿呈头低位俯卧靠在救护者前臂上，以救护者大腿支撑，并使患儿头部低于躯干水平。救护者用另一只手的掌根拍击患儿背部两肩胛骨之间部位，反复 5 次。在背部拍击之后，将婴儿翻转成仰卧位，随之在胸骨中部进行 5 次胸部挤压。如可见异物，则除去。切忌使用手指在口腔内盲目清除。如果婴儿意识不清，应尝试呼吸复苏法。如果气道仍然阻塞，应重复背部拍击、胸部挤压及呼吸复苏等系列措施，直到异物除去。

（2）儿童气道异物：对异物阻塞气道的清醒儿童，可采用海姆立克（Heimlich）系列手法。该手法即腹部膈下 5 次挤压法。救护者站在患儿后面，手臂放在患儿腋下，环绕其胸部，一手握拳，放在患儿腹部脐上剑突下的位置，用另一只手握住，快速向内向上挤压 5 次，可以作为一种特殊挤压手法单独使用。对无意识的患儿，将其仰卧于一平板上，救护者跪跨在其髋部，将一手掌根放在患儿脐上剑突下的位置，并用另一只手握住，迅速向上挤压，如需要可反复 5 次。如果能看见异物，则除去。如果有必要，可进行呼吸复苏。如果气道仍然阻塞，再重复 5 次腹部挤压。

附：气管异物、咽喉异物抢救方法

（1）异物吸入史明确，神志不清患儿，立刻给予海姆立克手法 2 ~ 3 次，同时拨打 120 急救电话，以最快的方式送往医院急救。

海姆立克手法见以下示意图。

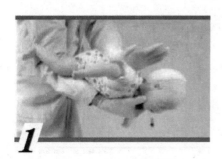

如果是 3 岁以下孩子
救护人应该马上把孩子抱起来，一只手捏住孩子颧骨两侧，让其趴在救护人膝盖上，另一只手在孩子背上拍 1 ~ 5 次。

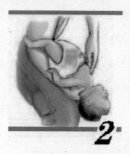

如果上述操作异物没出来

可以采取另外一个姿势，把孩子翻过来。抢救者以中指或食指，放在孩子胸廓下快速向上重击压迫。重复，直至异物排出。

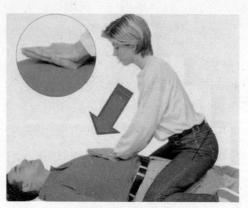

成人海姆立克手法

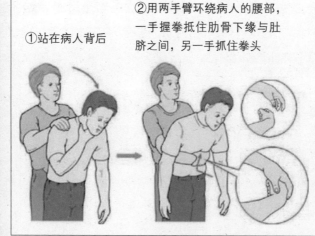

①站在病人背后

②用两手臂环绕病人的腰部，一手握拳抵住肋骨下缘与肚脐之间，另一手抓住拳头

③快速向内向上挤压，形成一股冲击性气流，将堵住气管、喉部的食物硬块等冲出；重复以上手法直到异物排出

海姆立克急救法示意图

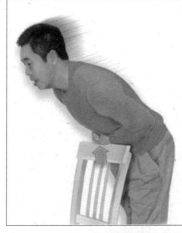

一只手攥拳置于肚脐上方，另一只手也攥拳。
靠在椅子背部或柜台边缘，将拳头使劲往里按，同时向上用力。

成人海姆立克自救法

（2）异物吸入史明确，神志清楚患儿，停止喂食，紧急拨打120急救电话送往医院，途中联系"异物抢救绿色通道"，过程中注意勿使患儿哭闹。

（3）进餐时发生鱼刺骨头扎伤，千万勿使用吞饭等错误方法，立刻就近到医院取出异物。

● 鼻内、耳内异物多无生命危险，避免活动使异物移位，尽快到医院取出异物即可。眼内异物可用清水冲洗后尽快到医院诊治。

4. 中暑

● 物理降温：立即将患儿转移到阴凉通风处或有空调的病室内，头部、颈部、腋下和腹股沟处放置冰袋，在皮肤上喷洒室温水再用电风扇向患儿吹风促使散热降温。

● 补充水分和电解质。

● 尽快转送医院。

5. 溺水

● 迅速使溺水者离开水面，同时注意固定脊柱，保护颈椎。

● 尽早施行心肺复苏（CPR）。

● 除非疑有异物堵塞呼吸道，否则不需用海姆立克手法。

● 应脱去溺水者的湿衣服，并裹以温暖的干毛毯，最大程度减少热量散失。

● 尽可能了解与溺水有关的情况，如溺水时间，尽快将溺水者转运至医院，并告知医生到达的时间、描述溺水者的状态及已施行的抢救措施。

6. 中毒

一般情况下，以排除毒物为首要措施，尽量减少毒物对机体的损害；维持呼吸、循环等生命器官的功能；采取各种措施减少毒物的吸收，促进毒物的排泄。

● 进入毒物污染区前做好安全防护措施，将中毒者带离中毒环境，尤其是吸入性中毒。

● 尽早施行心肺复苏（CPR），迅速抢救生命。

● 彻底清除毒物污染，防止继续吸收。离开污染区后，立即脱去受污染的衣物。对于皮肤、毛发甚至指甲缝中的污染，都要注意清除。对能由皮肤吸收的毒物及化学灼伤，应在现场用大量清水或其他备用的解毒中和液冲洗。毒物经口侵入体内，应及时彻底洗胃或催吐，除去胃内毒物，并及时以中和解毒药物减少毒物的吸收。眼部溅入毒物，应立即用清水冲洗，或将脸部浸入满盆清水中，睁眼并不断摆动头部，稀释洗去毒物。

● 经过初步急救，立即送医院继续治疗。能口服者可大量饮水，以促进尿液排出，加快毒物排泄。

● 经皮肤吸收中毒：经皮肤吸收毒物，或腐蚀造成皮肤灼伤的毒物，应立即脱去受污染的衣物。用大量清水冲洗皮肤，也可用微温水，禁用热水。冲洗时间不少于 15 分钟，冲洗越早、越彻底越好。然后用肥皂水洗净，以中和毒物的液体湿敷。皮肤吸收中毒的过程，往往有一段时间，要注意清洗是否彻底。

● 误服吞咽中毒：除及时反复漱口，除去口腔毒物外，应当给予催吐。催吐在服毒后 4 小时内有效，镇静及安眠药或有机磷中毒可使胃排空时间延迟，故中毒 12 小时内仍应进行催吐。简单的办法是用手指、棉棒或金属匙柄刺激咽部舌根。空腹服毒者可先口服一大杯冷开水或豆浆后催吐；神志不清或持续惊厥者、误服强腐蚀剂、煤油及其他油剂中毒者或有严重心脏病、食管静脉曲张者禁用催吐处理。

● 吸入气体中毒：常见为一氧化碳中毒。应立即把中毒者移出现场，放置在通风良好、空气新鲜的环境，有条件者应吸氧，并要保持呼吸道通畅，必要时做人工呼吸。

● 强酸类：皮肤用大量清水或碳酸氢钠液冲洗，酸雾吸入者用 2% 碳酸氢钠雾化吸入。经口误服，立即洗胃，可用牛奶、豆浆及蛋清水或氧化镁悬浮液，忌用碳酸氢钠及其他碱性药洗胃。

● 强碱类：大量清水冲洗受污染皮肤，特别对眼要用流动水及时彻底冲洗，并用硼酸中和碱类。经口误服，引起消化道灼伤，饮用牛奶、豆浆及蛋清水。

● 有毒动物咬伤中毒：在近心端扎止血带，局部冰敷及用相应的解毒剂。

家长安全须知

统计数据显示，家居环境对儿童安全的威胁并不如一些家长所想的那么少。广州市疾病预防控制中心对过去 5 年里广州儿童死因监测显示，每年 7 月和 8 月是儿童意外伤害死亡发生的高峰期，而"家里"竟然在儿童伤害死亡场所中高居榜首。数据显示，2008—2010 年，每 20 个广州户籍儿童意外伤害死亡事件中就有 7 例发生在家庭，占了 35%，比公共场所、公路、宾馆等地点的发生率高出一两倍。

像所有的疾病一样，意外伤害也是可以预防的，关键在于家长提高认知度，不要小看意外事故。本文针对家长能做到的预防儿童意外伤害的措施，对家长提出几点建议。

一、不要让 10 岁以下儿童独处

2014 年 1 月 1 日开始施行的《广州市未成年人保护规定》规定：父母或者其他监护人不得让未满 10 周岁的或者基于生理原因需要特别照顾的未成年人独处，不得让未满 16 周岁的未成年人独处于容易触电、溺水、高空坠落等场所。在没有家长监督或者无人照看的情况下，儿童会做出平时不敢做的危险举动或者在发生危险时无法自力逃生。尤其是 10 岁以下的儿童对危险因素的认识能力还不足，一定要给予特别关注。请谨记：

● 不要将儿童独自留在家里或房间里。儿童可能会翻越阳台、窗户发生坠楼，也可能会偷偷模仿影视剧中上吊自杀等危险行为。让儿童独自留在家里时，如果意外发生火灾，儿童将无法及时逃脱，外部也无法及时进行救援。当儿童独自在家钻进空柜或空箱时，如果锁扣意外扣上，周围又没有其他人可以求助，孩子可能会因此缺氧窒息，甚至死亡。

● 不要让儿童独自过马路或在马路上玩耍。由于儿童身材矮小不易被司机发现，当他们独自在马路上（边）玩耍或独自过马路时极易被车辆碾压。

● 不要让儿童独自到河边、湖边、水渠、池塘、水坑玩耍，由于周围没有成人施救，发生溺水的可能性很大。

● 不要让儿童独自乘坐自动扶梯。儿童手脚容易被卷进扶梯缝隙，或头部遭到扶梯扶手与楼层夹角的夹伤。

● 不要将儿童单独留在车内。机动车内对儿童来说并不安全，除了车子可能发生自燃外，密闭的空间内气温容易飙升，极易导致孩子出现缺氧、脱水昏迷，甚至窒息死亡。另外，孩子单独在车里也可能遭遇各种意外。

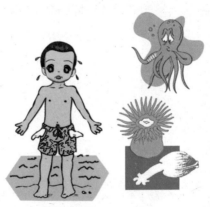

不要让 10 岁以下儿童独处

二、及时制止孩子的危险行为

家长对孩子的健康和安全负有最大的责任，家长履行这种责任的方式之一就是及时制止孩子的危险行为，防止发生实际的伤害。具体包括：

● 制止儿童在盛装开水、热油容器周围疯跑打闹的行为。

● 及时制止儿童玩火，同时要注意，不要让孩子距离火炉、火盆、蜡烛或者火堆太近，如果儿童距离火源太近，就很容易引发衣服着火而被烧伤。

● 在燃放烟花爆竹时，家长应注意让 12 岁以下儿童保持在安全距离外，如果发现孩子往窖井、化粪池、污水井等地下井道扔鞭炮，一定要制止，因为这样可能引燃地下井内的甲烷发生爆炸，使孩子受伤。

● 及时制止 0～3 岁儿童将硬币等小物件塞进嘴里。吞咽硬币、纽扣、别针、笔帽等这些小件物品易发生窒息。

● 及时制止儿童的危险动作。家长带孩子去动物园游玩时，要提防孩子攀爬猴山或者熊圈之类的栏杆，以免发生危险。要防止儿童模仿危险的行为，包括模仿电视剧情节上吊自杀，模仿动物飞行从楼上"飞下"，模仿蹦极在腰间系上绳后从楼上跳下等。同时还要注意，使用自动扶梯、电梯等设施时要防止儿童做出危险动作，包括头、手伸出扶梯扶手范围，将手指伸进扶梯缝隙中，在扶梯上奔跑打闹等。

三、父母不要成为儿童意外伤害的助手

在不经意间，家长也有可能成为儿童意外伤害的助手，包括家长给儿童提供的物品以及家长的一些不规范行为，对于家长提供的物品和来自家长的行为儿童一般都会无条件接受，这种情况下造成伤害的可能性更大。因此谨记：

● 给儿童提供安全的食品。不要在无证、卫生条件不好、食品来源不明的场所给儿童购买食物。包括不要在流动摊贩、卫生条件很差的餐馆购买食物，不要在网上购买来源不明的食品等。不要给 3 岁以下的儿童喂食体积较大的食物，块状、球状、柱状等形状的

食物，较硬、黏软和其他不易嚼烂的食物，因为这些食物容易导致窒息。

● 注意洗澡水放水顺序，对 3 岁及以下儿童尤其应当注意。给儿童准备洗澡水的时候，先放热水，儿童可能会因为没有站稳跌入洗澡水中，造成烫伤，所以应该先放冷水，再放热水。

● 防止婴儿睡觉窒息，这主要是针对 1 岁及以下的儿童。

● 大人不要对孩子做出危险动作。上、下楼梯的时候不要将孩子扛在肩上，如果因为脚步踩空发生跌倒，孩子从大人肩上摔到地上会造成很严重的摔伤。与儿童做危险游戏极易发生意外伤害，如父亲为逗孩子开心，将孩子往空中抛掷，结果没有接住，造成婴儿严重摔伤。

● 停车时注意车前、车后，尤其应注意 10 岁及以下儿童。家长停车、倒车的时候要注意孩子是否在车前、车后，儿童身材矮小，不易被发现，极有可能在停车、倒车的时候被碾压到。

四、排查家中危险因素

统计显示，家是发生儿童意外伤害最多的场所，家中的危险因素也是家长最容易忽视的，建议家长从以下几处着手排查家中的危险因素，包括：

● 尽快更换家中的老化电线、破损的电线皮等。儿童因为不懂用电常识，有可能发生触电危险。此外，家长要谨记不要将电器放在水附近。

● 不要将家中存放的汽油、烧碱、硫酸等腐蚀性液体装在饮料瓶中。家中危险物品不但要放在儿童接触不到的地方，而且不能放在对儿童看似无害的饮料瓶中，儿童误饮会造成急性中毒。

● 家中有 8 岁及以下儿童的，要注意挪开窗边、阳台边放置的床、凳子、椅子及其他物品等。因为儿童有可能会借助这些物品攀爬窗户、阳台，从而发生坠楼。电饭锅、开水瓶、装开水或热汤的锅、桶等对孩子都是危险的，不要放在孩子活动的范围内或孩子能碰到的范围内，而且要加盖，否则孩子有可能打翻电饭锅、开水瓶或者跌入开水锅、开水桶发生烫伤。

● 家长不要在家中饲养大型犬、烈性犬。狗是与儿童接触最多也是对儿童造成伤害最多的动物，尤其是大型犬和烈性犬对儿童的伤害足以致命，即使是家养的也不能掉以轻心。

五、告诫孩子离家时远离危险场所

家长不可能时时刻刻让儿童停留在视线范围内，在孩子上学或和伙伴出去玩耍时，家长应当告知孩子哪些场所是要尽量远离的：

● 告知孩子不要去河边、湖边和施工现场等地方玩耍。孩子防范溺水的安全意识不足，一般也没有自救能力，极易发生溺水事故。施工工地、工厂厂区一般禁止儿童入内，儿童进入不易被发现，易受到伤害。

● 远离机动车道。不要在马路边或马路上玩耍，因为极易发生被车辆撞伤、撞亡的悲剧；在街上行走或等车时应当在人行道靠里位置行走或等待。同时提醒孩子，不要到铁路边玩耍，火车行驶速度快，儿童反应不及就会被撞倒。

● 不要在居民楼下逗留或玩耍，尤其是破旧的或外面悬挂很多物品的居民楼，或者正在进行外墙装修的楼房，易发生高空坠物。

● 高压电塔、电线杆都是危险的，不要试图去攀爬，极有可能触电。尽量不要在广场喷泉附近玩耍，因存在因喷泉漏电被电身亡的危险，另外也有因为踩喷泉口被水流冲上高空摔伤的可能。

六、告诫孩子离家时远离危险设施、物品

在家里父母可以给儿童提供安全的生活设施和物品，但在外面不是所有的设施和物品对儿童都是安全的，包括白酒、来源不明的食物、喷洒过农药的农作物、枯死的树木、废弃的房屋、锈蚀的健身器材、自动铁门等。

需要特别提到的是：

● 要远离易攻击人的动物。流浪猫狗不像家养动物那样与人亲近，可能会具有一定的攻击性。一些宠物对待陌生人可能会具有攻击性，因此要得到主人的允许才能抚摸。不要招惹马蜂，马蜂一般不会主动袭击人，路遇蜂巢，不要招惹。

● 提醒孩子当心地下井道的伤害。在马路上行走的时候注意脚下的井盖，不要在有缝隙的地下井盖、锈蚀严重的地下井盖或在临时井盖的地下井道上行走，这些井盖都不牢固。暴雨后，要留意路上井盖有没有盖好，积水的地方不要走——积水挡住了视线，井盖可能被冲走了但难以发现。

● 让 18 岁以下儿童远离酒的伤害。未成年人参加聚会的时候很容易在同伴的怂恿下饮酒，造成酒精中毒。

七、采取必要的安全措施

安全措施能够有效避免意外伤害事故的发生和降低伤害程度。具体包括：

● 儿童娱乐安全措施。在儿童初学游泳时，家长除了密切注意儿童情况外，还应当让他们使用儿童专用游泳圈；在游泳池周围修建隔离栏杆，防止儿童偷偷潜入危险区。溜冰时要佩戴好防护设

备：头盔、护膝、手套，否则易被冰刀割伤，而且摔倒时手脚不要向外张开。

● 安装防火、防电、防煤气中毒设施。第一，要在家中安装烟雾报警器。第二，要在家中安装煤气报警器，预防燃气中毒。第三，要使用漏电保护开关和漏电保护插座，预防儿童触电。

● 妥善保存药物、危险物品的措施。使用带锁药箱保存药品，防止儿童误食；使用带有明显警示标志的容器盛放汽油、硫酸等腐蚀性物品，并将盛有危险物品的容器放在特定的位置，最好锁起来，防止儿童误饮。

● 要做好防止儿童坠楼的措施。给窗户、阳台安装防护栏或防护网，防止儿童翻越坠楼。

● 安全乘车措施。不满4岁儿童乘坐车辆应使用儿童安全座椅。

儿童意外伤害多发生于家长、教师和其他监护人麻痹大意的情况下，不少家长或老师缺乏防止儿童意外伤害的意识，根本想不到孩子会发生意外伤害事故，不仅给儿童带来了巨大伤害，给家庭带来了灾难，也给社会带来了沉重的负担。因此，家庭、学校、托幼机构等不能麻痹大意，都必须做到防患于未然，尽最大可能防止儿童意外伤害事故的发生。

我们可以为孩子做些什么

　　面对越来越多的意外伤害，学校、托幼机构、商店、游乐场等公共场所，又能做些什么呢？现就儿童意外伤害立法保护、执法监督以及儿童安全自护教育提出我们的想法及建议。

一、完善立法政策

　　《世界预防儿童伤害报告》认为立法是预防伤害的强有力工具，它可以被看作"致力于以儿童健康为目标的行动的检验"。在法治国家，立法是预防儿童意外伤害的基础，法律是保证措施执行到位的最根本性的措施，但我国尚缺乏这样成体系的法律规定。

　　目前，我国对儿童意外伤害的相关立法主要集中在《侵权责任法》《未成年人保护法》中，其中《侵权责任法》规定了产品责任、机动车交通事故责任、医疗损害责任、高度危险责任等，但是其中并未专门针对未成年人的特点进行特别规定，仅在第 38 条、第 39 条、第 40 条规定了未成年人在幼儿园、学校或者其他教育机构受到人身损害的特别处理规定。《未成年人保护法》对儿童保护做了原则性的规定，但没有具体可操作的条款，如第 35 条规定："生产、销售用于未成年人的食品、药品、玩具、用具和游乐设施等，应当符合国家标准或者行业标准，不得有害于未成年人的安全和健康；需要标明注意事项的，应当在显著位置标明。"

　　关于意外伤害预防的条款散见于其他法律法规。如我国《食品安全法实施条例》第 28 条对于婴幼儿食品进行了特别规定，规定："禁止生产经营下列食品：……营养成分不符合食品安全标准的专供婴幼儿和其他特定人群的主辅食品……",并在《食品安全法实施条例》中规定对此类主辅食品应当重点加强抽样检验。再比如《道路交通安全法》规定学龄前儿童在道路上通行,应当由其监护人、监护人的委托人或者对其负有管理、保护职责的人带领。地方性法规如《上海市未成年人保护条例》规定:禁止不满12周岁的儿童坐在副驾驶上,避免学龄前儿童独处。

因此,建议我国应当制定具体明确的防止儿童意外伤害的法律或法律条文,这包括:制定与儿童相关产品的明确成分、外观、包装、防误操作、说明警示标志等标准,如儿童会直接使用的食品、药品、玩具、安全座椅、电梯、自动扶梯等具体明确的标准以及儿童一般不会直接使用但存在危险的设施、物品,如洗衣机、电视机等家用电器,硫酸、汽油、烧碱等危险物质;制定监护儿童应当采取的正确措施,如避免学龄前儿童独处,购买白酒时出示身份证件,低龄儿童游泳必须有大人陪同等。此外,还应对儿童产品生产者、经营者、管理维护者提出比一般标准更高的要求以及处罚措施,以便从根源上加大对儿童安全的保护力度。

二、加强执法监督

在执法层面,政府应当加强监管,采取强制性措施保证法律法规的有效实施,对违反规定者进行严厉处罚,给孩子们创造一个良好的成长环境。

● 应当加强对生产者、经营者的监管。适用于儿童的食品、药品、玩具、用具、游乐设施等在产品设计、原料选择、生产运输等环节应当严格执行国家标准和行业标准,工商行政管理部门、质量监督执法部门应当重点加强此类物品的检验。对不符合国家标准或者行业标准,或者没有在显著位置标明注意事项的,由主管部门责令改正，依法给予行政处罚。对于因产品存在缺陷造成儿童遭受损害的，儿童及其监护人可以向产品的生产者要求赔偿，也可以向产品的销售者要求赔偿。

● 严格对道路交通安全进行监督和检查，预防儿童发生交通事故。执法部门应当加强对酒驾、超速等违法行为的检查，对违反交通管理规定的，应当根据交通管理法规进行处罚，构成犯罪的依法追究刑事责任。道路交通管理部门在学校等儿童集中活动的场所应设立限制车速等醒目标志，并注意交通信号灯等交通设施的日常维护。加大道路交通安全的宣传，要求机动车装置配备安全带或儿童安全座椅，儿童乘坐摩托车、电动车应当使用儿童专用头盔，禁止未成年人驾驶机动车。

● 明确游泳池、水库、公园、商场、娱乐场所等公共场所的管理者或群众性活动组织者的安全保障责任。游泳池、水库等水域的经营者或管理者应当设立明显的警示标志，告知潜在危险，设置安全防护设施。商场、娱乐场所应当保障电梯、游乐设施等设备的安全，定期维护并排除安全隐患。管理者、组织者未尽到安全保障责任的，主管部门应当要求其及时改正，导致儿童遭受伤害的，管理者、组织者应当承担赔偿责任。

● 政府应明确地下井道、电力设施等公共设施的责任单位并对其进行监督，由责任单位

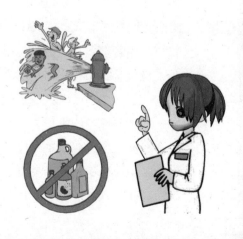

加强执法监督

进行巡视、检查、维护，确保其安全，造成儿童伤害事故的应当承担责任。

● 政府应当加强对动物饲养者的管理，出台相关的动物饲养管理办法，明确动物饲养的范围、程序和条件，严格限制烈性犬、大型犬的饲养，做好疾病控制和预防工作。对违反规定饲养动物的，管理部门应当根据相关规定进行教育、规劝或处罚。饲养的动物造成儿童伤害的，动物饲养人或者管理者应当承担侵权责任，但能够证明被侵害人存在故意或者重大过失的，可以不承担或者减轻责任。

● 工商行政部门应当加强监管，禁止经营者向儿童出售烟酒，确保儿童远离烟酒的伤害。违反规定向儿童出售烟酒，或者没有在显著位置设置"不向儿童出售烟酒"标志的，由主管部门责令其改正，并依法给予行政处罚。

三、重视对儿童的安全自护教育

安全教育的目的是随着儿童的成长给予其符合年龄特征的安全教育指导，使孩子拥有一个安全、快乐的童年。

● 安全教育的内容和阶段：在孩子小时候，比如说6岁之前，周围许多物品、设施都是危险的，包括开水瓶、火、太硬的食物、剪刀、樟脑丸等，因此这一阶段主要是教会孩子远离这些危险因素，不要去碰触。随着孩子的成长，孩子对危险因素的认知能力和自我保护意识逐渐增加，因此对于年龄大一些的孩子可以寻找恰当的时机，教会孩子如何使用生活中最常见的物品，包括如何安全用水、用电，使用燃气灶具、剪刀等；教会孩子应对生活中常见的情景，包括如何安全过马路、乘坐扶梯以及跟动物接触等。

● 教会儿童自救的技能也是必要的，例如游泳、火灾逃生、触电自救、遭遇马蜂的自我保护等。对于何时是教授儿童这些技能的适当时机，则需要家长结合孩子的年龄进行综合判断。一般情况下，随着儿童年龄的增长，家长可以从简单的、危险性小的技能开始教授，逐渐过渡到复杂的、危险性较高的技能。但是需要注意的是，有一些行为是儿童在整个未成年阶段都要绝对禁止和远离的，如饮用白酒、开车、模仿上吊等危险行为。

● 安全教育的主体：①家长。家长是对儿童安全负有最大责任的主体，理应在儿童安全自护教育中承担最大的责任，家长应当注意生活中可能对儿童造成伤害的各种因素，提醒并教会儿童正确的应对方法。这就对家长的知识储备提出了挑战，因此家长应当在儿童成长过程中不断学习正确的儿童安全自护的知识。同时，家长还应当以身作则，为儿童树立良好的榜样，提高其自我保护的能力。②学校。学校是儿童除家庭以外花费时间最多的场所，因此学校具有教育儿童防止意外伤害的便利性。学校传授的知识往往孩子学习得快，不会有抵触情绪，学校可利用集中培训等方式向儿童传授预防意外伤害的知识。③媒体和公众。媒体和公众，尤其是媒体起着引导社会风气的作用，媒体的作用包括两方面：对儿童意外伤害案件进行大量报道，通过真实案例警醒社会各种主体重视儿童伤害的预防；通过制作图书、宣传图片、网页、宣传片等方式宣传倡导预防儿童意外伤害的正确方法。

后 记
POSTSCRIPT

在多年的临床工作中，我们常常会碰到儿童意外伤害事件，一个个触目惊心的案例，令人痛心不已；一个个悲伤惨痛的教训，令人扼腕叹息。其实，很多事故都是可以预防和避免的，但社会、家庭、学校对儿童意外伤害还缺乏足够的认识，一时疏忽，很容易就会导致悲剧的发生。

为了向全社会推广儿童意外伤害防范知识，东莞市儿童医院以"关爱儿童，防范意外伤害"申报2015年东莞市科学技术协会重大科普项目，并获得立项资助。一年来，我们在全市范围内开展了大量科普教育活动，既利用报刊、电视等传统媒体，也借助互联网、微信平台等新媒体进行宣传，从举办全市大型公益主题展览到走进各中小学校的健康课堂、小型展览等，我们都在不遗余力地传播儿童安全知识。一年来，我们已收集了大量儿童意外伤害的资料，为了今后继续做好这项有益于千家万户的工作，为了广大家长、老师以及医务人员有一套较完整的学习资料，我们组织了20多名医务人员，在繁忙的工作之余完成了本书的编撰，希望能通过对儿童各种常见意外伤害的原因、危害、预防措施及伤害出现后的急救处理方法的介绍，尽量减少儿童意外伤害的发生。

本书编撰过程中，得到东莞市科学技术协会、东莞市石龙镇人口计生卫生局的大力支持，在此表达诚挚的感谢！

由于我们经验尚浅，水平有限，不足之处在所难免，恳请各位读者批评指正。

编者

2016年12月